Erfolgreich zum Medizinstudium

Patrick Ruthven-Murray

Erfolgreich zum Medizinstudium

Wie ich mir einen Studienplatz
in Human- oder Zahnmedizin sichere

3., vollständig überarbeitete Auflage

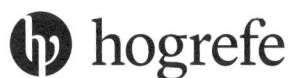

Dipl.-Kaufmann Patrick Ruthven-Murray, geb. 1976. 1997–2003 Studium der Betriebswirtschaftslehre in Augsburg und Berlin. 2004 Gründung der privaten Studienberatung planZ in Berlin gemeinsam mit zwei Partnern und seitdem Geschäftsführer von planZ.

Bibliografische Information der Deutschen Nationalbibliothek
Die Deutsche Nationalbibliothek verzeichnet diese Publikation in der Deutschen Nationalbibliografie; detaillierte bibliografische Daten sind im Internet über http://dnb.dnb.de abrufbar.

Hogrefe Verlag GmbH & Co. KG
Merkelstraße 3
37085 Göttingen
Deutschland
Tel. +49 551 999 50 0
Fax +49 551 999 50 111
info@hogrefe.de
www.hogrefe.de

Umschlagabbildung: © iStock.com / CandyBoxImages
Satz: Franziska Stolz, Hogrefe Verlag GmbH & Co. KG, Göttingen
Druck: mediaprint solutions GmbH, Paderborn
Printed in Germany
Auf säurefreiem Papier gedruckt

3., vollständig überarbeitete Auflage 2025
© 2013, 2017 und 2025 Hogrefe Verlag GmbH & Co. KG, Göttingen
(E-Book-ISBN [PDF] 978-3-8409-3084-3; E-Book-ISBN [EPUB] 978-3-8444-3084-4)
ISBN 978-3-8017-3084-0
https://doi.org/10.1026/03084-000

Inhaltsverzeichnis

Vorwort

Jede Abiturientin und jeder Abiturient kann Medizin studieren, auch du. Das ist ein Fakt. Die Abiturnote spielt dabei zwar eine Rolle, aber selbst im Falle einer sehr schlechten Abiturnote kann jede und jeder erfolgreich ein Medizinstudium starten. Die entscheidenden Fragen sind: Wie, wann und wo kannst du mit deiner speziellen Vorgeschichte Medizin studieren?

Um die Beantwortung dieser Fragen geht es in diesem Buch. Aufgezeigt werden unterschiedliche Lösungswege je nach Abiturnoten, berufspraktischer Vorerfahrung, naturwissenschaftlichem Kenntnisstand und so weiter.

Ich werde dir in diesem Leitfaden dabei helfen, deine aktuelle Situation richtig einzuschätzen und Möglichkeiten für das Medizinstudium aufzeigen. Ziel ist es, dabei immer zeitnahe und realistische Lösungen zu finden.

An dieser Stelle möchte ich auch noch meiner Frau Petra und den Leuten der Studienberatung planZ für die tolle Unterstützung danken. Darüber hinaus möchte ich dem Hogrefe Verlag für das Vertrauen in mich und die sehr professionelle Zusammenarbeit danken.

Berlin, im August 2024   *Patrick Ruthven-Murray*

1 Warum dieses Buch?

Es gibt wohl kaum einen Studiengang, der für mehr enttäuschte Gesichter, Tränen und Verzweiflung gesorgt hat, als die Humanmedizin oder Zahnmedizin. Auslöser dafür ist nicht das Studium an sich, sondern die Absage durch die Stiftung für Hochschulzulassung (Betreiberin der Plattform hochschulstart.de, wie sie umgangssprachlich auch genannt wird). Im Wintersemester bewerben sich meist zwischen 35.000 bis 50.000 Menschen für ein Studium der Humanmedizin. Dem gegenüber stehen rund 10.000 Studienplätze. In der Zahnmedizin sind es zum Wintersemester sogar oft 11.000 bis 12.000 Bewerberinnen und Bewerber, die um nur 1.600 Studienplätze konkurrieren.

Leider sind das nicht nur Einzelne, die da leer ausgehen, sondern das ist eine Kleinstadt. Bisher gibt es erstaunlicherweise kaum Literatur, die sich den Problemen dieser Kleinstadt mit ihrer Bewerbung bei hochschulstart.de annimmt.

2   Warum kann ich dir helfen?

Genau, denn schließlich habe ich gar nicht Medizin studiert! Wie kann ich es mir da anmaßen, dass ich mich mit dem Medizinstudium auskenne? Tue ich auch nicht, ich kenne mich nur sehr gut mit den Wegen ins Medizinstudium aus, da ich als Studienberater seit 18 Jahren sehr erfolgreich jungen Leuten wie dir dabei helfe, Ärztin oder Arzt zu werden.

Dabei betreue ich sie von der Analyse der Ist-Situation über die Ausarbeitung von Bewerbungsstrategien bis zum tatsächlichen Studium. Und da ich ein privater Studienberater bin und die Studieninteressierten mich bezahlen, kann ich mich sehr intensiv und individuell um die angehenden Medizinstudentinnen und -studenten kümmern. Außerdem arbeite ich unabhängig, also nur in ihrem Sinne, und erfolgsorientiert. Ich bekomme keine Provisionen oder habe sonst irgendwelche eigenen Interessen, sondern vertrete nur die Interessen von denjenigen, die ich berate. Und wenn man dies so häufig gemacht hat wie ich, dann weiß man irgendwann, was für wen funktioniert und was nicht. Erfahrung also, die ich in diesem Buch weitergeben will.

3   Gendern fürs Medizinstudium

Als Autor ein schwieriges, aber wichtiges Thema. In den ersten zwei Ausgaben dieses Buches habe ich, wie fast alle Autorinnen und Autoren, bis dahin das generische Maskulinum verwendet. Das finde ich nicht mehr richtig und es passt auch nicht, da die Frauen mittlerweile fast zwei Drittel der Bewerberinnen und Bewerber in der Human- wie auch Zahnmedizin stellen. Andererseits finde ich einen längeren Text mit korrekter Gendersprache sowohl sehr anstrengend zu schreiben wie auch zu lesen. Deshalb finde ich es fair und zeitgemäß, wenn in der aktuell dritten Ausgabe die Frauen den Ton angeben. Deshalb spreche ich ab jetzt nur noch von Ärztinnen, Medizinstudentinnen, Bewerberinnen und so weiter. Es fühlen sich bitte trotzdem Personen jedweden Geschlechts angesprochen.

4 Studienziel Ärztin oder Zahnärztin

„Bitte lassen Sie mich durch, ich bin Ärztin." Wenn du diesen berühmten Satz laut sagen darfst, hast du es geschafft. Du hast den längsten und einen der schwierigsten Studiengänge in Deutschland absolviert und gehörst nach der Allensbacher Berufsprestige-Skala (vgl. www.ifd-allensbach.de) zu dem Berufsstand mit dem höchsten Ansehen in Deutschland.

Noch schwerer als das Studium selbst ist jedoch oftmals der Weg ins Studium. Die medizinischen Studienfächer gehören nach wie vor zu den beliebtesten in Deutschland. Der Wettbewerb bei der Bewerbung bei hochschulstart.de ist groß.

Bevor wir aber zu den verschiedenen Wegen für einen Studienplatz kommen, widmen wir uns erst einmal dem eigentlichen Studium und was es bedeutet. Dazu solltest du dir auch zunächst noch einmal überlegen, ob dieses Studium und dieser Beruf überhaupt zu dir passen.

4.1 Ich will Ärztin oder Zahnärztin werden

Es gibt sehr gute Gründe, ein Studium der Humanmedizin oder Zahnmedizin aufzunehmen und viele schlechte. Eine kleine Auswahl:

Gute Gründe	Schlechte Gründe
• naturwissenschaftliche Begeisterung • soziales Engagement • Menschen helfen/Gutes tun • etc.	• guter Verdienst • sicherer Job • hohe gesellschaftliche Anerkennung • etc.

Tatsächlich möchte ich hier nicht deine Entscheidung anzweifeln, Medizin zu studieren, aber in meinen alltäglichen Beratungen passiert es nicht selten, dass die Frage im Raum steht, warum denn die Medizin das Fach der Wahl ist. Nicht selten höre ich Begründungen wie:

- Das will ich schon seit meiner frühesten Kindheit …
- Das hat bei uns in der Familie Tradition …
- Man kann dort gut Geld verdienen …
- etc.

All dies sind leider sehr schwache Beweggründe. Es sind keine wirklichen Gründe, gerade ein Medizinstudium zu beginnen. Wenn du viel Geld verdienen willst, kannst du auch BWL studieren. Deshalb beleuchte ich im Folgenden nun die Leistungsbereitschaft, die Interessen und die Fähigkeiten, die für ein erfolgreiches Medizinstudium von großer Bedeutung sind.

4.2   Die Leistungsbereitschaft

Hier zunächst eine kleine Anekdote: Die Professorin sagt: „Lernen Sie bitte dieses Buch auswendig." Und die Medizinstudentin fragt: *„Bis wann?"* Die Jurastudentin fragt: *„Warum?"* Ein Medizinstudium ist richtig viel harte Arbeit, und Auswendiglernen in kurzer Zeit gehört zum Alltag. Viele Medizinstudentinnen klagen gerade im vorklinischen Abschnitt darüber, dass sie kaum noch Freizeit haben. Ein Tag beginnt oftmals um 7 Uhr morgens, und die letzte Vorlesung endet um 18 Uhr. Danach ist noch Lernen angesagt.

Wenn du für die Abiturprüfungen intensiv und lange gelernt hast, hast du sicherlich bereits eine erste Vorstellung von dem, was dich erwartet. Für ein Medizinstudium braucht es Leute mit Biss und Durchhaltevermögen, denn das Studium ist kein Selbstläufer, bei dem man ein bisschen in den Vorlesungen aufpasst und dann klappt das schon. Es herrscht bei vielen Veranstaltungen Anwesenheitspflicht, und wenn du mehr als zweimal fehlst, bist du durchgefallen, egal ob du krank warst oder nicht. Wenn du also schon immer etwas freizeitorientierter warst, solltest du dir überlegen, ob das das richtige Studium für dich ist, denn auch im späteren Beruf sind die Arbeitszeiten und -belastungen als überdurchschnittlich einzustufen.

Fazit: Du brauchst eine hohe Leistungsbereitschaft. Wenn du schon immer eher fleißig und arbeitsam warst, sollte das klappen. Wenn nicht, musst du dir überlegen, ob du bereit bist, das grundlegend zu ändern.

4.3   Die Interessen

Ein Medizinstudium ist ein naturwissenschaftliches Studium. Das heißt, Biologie, Chemie und Physik sind allgegenwärtig. Ein gewisses naturwissenschaftliches Interesse ist deshalb natürlich gerade für dieses Studium unabdingbar.

Natürlich steht in der Medizin der Mensch im Mittelpunkt der Betrachtung. Um ihn dreht sich alles, also sollte man auch Spaß daran haben, mit Menschen zu interagieren und ihnen zu helfen. Wenn du ein ausgeprägtes Interesse zur sozialen Interaktion nicht mitbringst, solltest du dich lieber nach Alternativen umsehen.

In der Zahnmedizin, aber auch in speziellen humanmedizinischen Fachbereichen wie der Chirurgie, solltest du auch ein praktisch-technisches Interesse mitbringen.

Fazit: Naturwissenschaftliches und soziales Interesse sind eine solide Basis, um lange Freude am Beruf der Ärztin zu haben.

4.4   Die Fähigkeiten

Nun, wie bereits vorher erwähnt, ist ein Medizinstudium sehr naturwissenschaftlich geprägt. Noch wichtiger als die Interessen in der Naturwissenschaft sind deshalb die naturwissenschaftlichen Fähigkeiten, um das Studium erfolgreich absolvieren zu können. Hast du Physik und Chemie abgewählt und deine Leistungs-/Prüfungskurse waren Englisch und Geschichte, dann ist das keine optimale Startposition. Du müsstest dir darüber im Klaren sein, dass du mit massiven Defiziten ins Studium startest, die du besser noch vor dem Studium ausgleichst, sonst musst du bereits im ersten Semester hinterherhecheln und sehen, wie du dir gewisse naturwissenschaftliche Grundkenntnisse wieder aneignest (vgl. hierzu auch Ruthven-Murray & Meinelt, 2019).

In vielen Bereichen der Medizin muss mit den Händen gearbeitet werden, wie beispielsweise in der Chirurgie oder der Zahnmedizin. Du solltest also nicht gerade für deine zwei linken Hände berühmt sein, denn über eine krumme und schiefe Naht oder einen verunstalteten Zahn hat sich noch keine Patientin gefreut.

Damit wären wir auch schon bei Blut, Gerüchen, Schmerzen, Leid und Tod. Das ist Alltag für Medizinerinnen und damit muss man umgehen können. Wer das nicht kann, sollte einen großen Bogen um die Medizin machen. Du solltest am besten schon vor dem eigentlichen Studienstart herausfinden, ob das geht und nicht im ersten Präpkurs. Sonst läufst du Gefahr, bereits bei der ersten Leiche auf die Bretter zu gehen. Die drei Monate Krankenpflegepraktikum, die du für das Studium sowieso benötigst, solltest du deshalb besser bereits vor dem Studienbeginn abgeleistet haben. Dies entspannt zudem noch die sowieso schon knappe Zeit bis zum Physikum. Ansonsten rate ich dir, einfach einmal „Diabetes Fuß" zu googeln und die entsprechenden Bilder zu betrachten. Gefunden? Und jetzt überlege dir, ob du hier einen Verband wechseln könntest. Ach ja, die Bilder an sich sind eigentlich nicht das Schlimmste, sondern der Geruch.

Zum Schluss kommt natürlich noch die soziale Kompetenz. Im beruflichen Alltag hast du später mit Menschen zu tun, für die der Besuch bei der Ärztin oder Zahnärztin häufig eine Ausnahmesituation darstellt beziehungsweise zumindest keine angenehme Situation. Du solltest also über Empathie und Sensibilität verfügen. Du brauchst nicht gleich Mutter Theresa zu sein, aber als Patientin wünscht man sich natürlich eine gewisse Aufmerksamkeit und Anteilnahme vonseiten der Ärztin.

Fazit: Wer naturwissenschaftlich begabt, manuell geschickt, nervenstark und sozial kompetent ist, bringt alle Voraussetzungen für eine gute Medizinerin mit.

4.5   Berufsaussichten und Gehälter

Die Berufsaussichten für Absolventinnen der Humanmedizin sind momentan sehr gut. Fehlende Nachwuchsärztinnen und eine demografische Verschiebung hin zu einer älteren Gesellschaft führen zu einem Ärztinnenmangel, der ideale Einstiegschancen für Absolventinnen medizinischer Fachrichtungen bietet.

Ein weiteres Plus ist hier die internationale Nachfrage nach medizinischem Fachpersonal. Ärztinnen können überall auf der Welt arbeiten und sind in vielen Ländern gern gesehene „Gastarbeiterinnen".

Auch finanziell lohnen sich die Anstrengungen des langen Medizinstudiums. Nach dem aktuellen Tarifvertrag für Ärztinnen und Ärzte an kommunalen Krankenhäusern (TV-Ärzte/VKA) verdienen junge Assistenzärztinnen über 63.000 € pro Jahr in ihrem ersten Jahr als Assistenzärztin.

Für Zahnmedizinerinnen existieren keine Tarifverträge. Die Apotheker- und Ärztebank schreibt auf ihrer Seite: „Das durchschnittliche Einkommen eines selbständigen Zahnarztes liegt bei 192.500 € im Jahr" (Quelle: https://www.apobank.de/wissen-news/karrierekompass-heilberufler/zahnarzt/gehalt). Also müssen auch angehende Zahnärztinnen nicht um ihre Zukunft bangen.

4.6   Studienablauf

Das Studium der Humanmedizin besteht klassisch aus folgenden Inhalten:

- **Vorklinik (1. bis 4. Semester):** In der Vorklinik werden die für das Medizinstudium notwendigen naturwissenschaftlichen Grundlagen vermittelt. Dazu gehören: Physik, Chemie, Biologie, Physiologie, Biochemie, Psychologie, Anatomie, Molekularbiologie und medizinische Terminologie. Außerdem müssen ein Pflegepraktikum und ein Erste-Hilfe-Kurs absolviert werden. Die Vorklinik endet mit dem Ablegen der ersten Ärztlichen Prüfung (Physikum).
- **Klinik (5. bis 10. Semester):** In der Klinik steht das Wissen über Krankheiten und deren Heilung im Mittelpunkt. Zu den vermittelten Inhalten gehören (unter anderem) die Allgemeinmedizin, Anästhesiologie, Chirurgie, Geburtshilfe, Humangenetik, Innere Medizin, Kinderheilkunde, Neurologie, Orthopädie und Psychosomatische Medizin.
- **Praktisches Jahr:** Im Praktischen Jahr sammelt die Studentin praktische Erfahrungen in einem bestimmten Bereich des Krankenhauses (z. B. Chirurgie). Nach dem Praktischen Jahr wird die zweite Ärztliche Prüfung (das sogenannte Hammerexamen) abgelegt.

Das Studium der Zahnmedizin besteht klassisch aus folgenden Inhalten:

- **Vorklinik (1. bis 5. Semester):** In der Vorklinik werden die für das Zahnmedizinstudium notwendigen naturwissenschaftlichen Grundlagen vermittelt. Dazu gehören: Physik, Chemie, Biologie, Physiologie, Biochemie, Molekularbiologie, mikroskopische/makroskopische Anatomie und medizinische Terminologie. Außerdem müssen drei praktische Kurse absolviert werden: der technisch-propädeutische Kurs sowie der Phantomkurs I und II. Die Vorklinik endet mit dem Ablegen der ersten Zahnärztlichen Vorprüfung (Physikum).

- **Klinisches Studium (6. bis 10. Semester):** Zu den vermittelten Inhalten des klinischen Studienabschnitts gehören innere Medizin, Hygiene und Mikrobiologie, Pharmakologie, Pathologie, Zahnerhaltungskunde, Kinderzahnheilkunde, Parodontologie, Kariologie, Endodontologie, Zahnersatzkunde, Implantatprothetik, Werkstoffkunde und Anatomie, allgemeine Chirurgie, zahnärztliche Chirurgie, Mund-, Kiefer- und Gesichtschirurgie, Zahn-, Mund- und Kieferkrankheiten, Radiologie, Kieferorthopädie, Hals-, Nasen- und Ohrenerkrankungen (HNO) sowie Dermatologie.

4.7   Modellstudiengänge/ Reformstudiengänge

Die Modellstudiengänge in der Humanmedizin sind eine praxisorientierte Variante des herkömmlichen Humanmedizinstudiums. Hier sollen die Studentinnen durch problemorientiertes, fallbezogenes und fächerübergreifendes Lernen in Kleingruppen auf den ärztlichen Alltag vorbereitet werden.

Die Modellstudiengänge entstanden Ende der 1990er Jahre, weil in vielen medizinische Fakultäten die strikte Trennung von vorklinischem und klinischem Studium als nicht mehr zeitgemäß empfunden wurde und der Wunsch entstand, Studentinnen möglichst früh die Möglichkeit zu gewähren, ihren Berufswunsch Ärztin in der Klinik zu überprüfen.

Im Gegensatz zum regulären Medizinstudium setzen die Reformstudiengänge auf die Einbindung von praktischen Übungen in den Studienverlauf. So lernen die Studentinnen nicht nur die theoretischen Grundlagen, sondern absolvieren beispielsweise schon ab dem ersten Semester eine wöchentliche, eintägige Hospitation in einer Praxis der Primärversorgung. Diese Anwendungsorientierung zeigt sich auch in den Prüfungen. Statt wie bisher theoretisches Wissen über Multiple-Choice-Aufgaben abzufragen, werden in dieser Studienform praktische Fallbeispiele

und offene Fragen (Multiple Essay Questions) in die Prüfungen einge-
bunden, in denen nicht nur das kognitive Wissen, sondern auch das dia-
gnostische Denken abgefragt werden.

Aber: Reformstudiengang ist nicht gleich Reformstudiengang. Die einzelnen Studiengänge unterscheiden sich in ihrer Struktur und Herangehensweise teilweise erheblich. Problemorientiertes Lernen (POL) spielt
dabei aber in allen Studiengängen eine Rolle.

Kritik an den Modellstudiengängen

Grundsätzlich finde ich es natürlich prima, dass angehende Ärztinnen
näher an der Praxis und patientenzentriert ausgebildet werden. Praxisnahe, reformierte Studiengänge sind jedoch personalintensiver als reguläre Studiengänge. Stellt die Hochschule das Studiensystem um, berech-
net sie ihre Studierendenkapazitäten entsprechend neu und lässt folglich
weniger Studierende zum Medizinstudium zu. Dies ist für die einzelne
Studentin eine tolle Sache, die im Modellstudiengang eine praxisnahe,
gut betreute Ausbildung erfährt. Entsprechend vorteilhaft ist dies auch
für die medizinische Fakultät, die sich durch praxisnahe Ausbildungen
in Lehre und Forschung gut profilieren kann. Dass diese Profilierung jedoch zur Kürzung der Studierendenzahlen führt, ist eher suboptimal bei
einem so starken Bewerberinnenüberhang.

Mir gefallen deshalb Konzepte, wie sie etwa an den Universitäten Frankfurt, Heidelberg oder Göttingen im reformierten Regelstudium umge-
setzt werden. Dort werden das reguläre Curriculum und die Prüfungs-
struktur zwar weiterhin weitestgehend eingehalten, gleichzeitig halten
Errungenschaften aus den Reformstudiengängen in das Studium Einzug:
Interdisziplinäre Lehrkonzepte in der Vorklinik, früher Patientenkontakt
und das Konzept des Skills Lab, in dem Studentinnen praktische Fertigkeiten wie Blutabnehmen, Sonographieren etc. bereits während des Studiums lernen können.

Nachteile und Risiken für die Studentinnen

Je nachdem, wie stark der Studiengang reformiert wurde, also vom Regelstudiengang abweicht, binden sich die Studentinnen für die gesamte
Dauer des Studiums an eine einzige Hochschule. Während ein Wechsel

von Greifswald nach Freiburg zumindest prüfungstechnisch relativ einfach ist, kannst du aus manchen Modellstudiengängen aufgrund der abweichenden Curricula und Prüfungen schlicht und ergreifend nicht in reguläre Studiengänge wechseln. Also bitte vorher überlegen, ob du dir vorstellen kannst, deine gesamte Studienzeit z.B. in Hannover zu verbringen! Prüfe bitte außerdem, wie lange der Modellstudiengang bereits existiert. Schließlich willst du kein Versuchskaninchen sein, oder?

4.8   Das Staatsexamen und die Approbationsordnung für Ärztinnen

Einige wenige akademische Berufe unterliegen einer staatlichen Regulierung und aufgrund eines höheren öffentlichen Interesses werden die Zwischen- und Abschlussprüfungen in solchen Studiengängen nicht von den Hochschulen, sondern von Prüfungsämtern der jeweiligen Bundesländer, also staatlichen Institutionen, durchgeführt. Damit soll, vereinfacht gesagt, die Einhaltung bestimmter Qualitätsstandards gewährleistet werden.

Die Grundlage all dessen ist die Approbationsordnung für Ärztinnen. Darin wird die gesamte Ausbildung für Ärztinnen geregelt und damit natürlich auch die Abschlussprüfungen. Im Jahr 2002 wurde die Approbationsordnung neu geregelt und sieht nun folgende Prüfungen vor:

1. Erster Abschnitt der Ärztlichen Prüfung. Dieser Abschnitt umfasst in der Regel die ersten vier Semester. Die Prüfung wird umgangssprachlich als das Physikum bezeichnet und beendet den vorklinischen Teil des Studiums. Die Prüfung besteht aus einem schriftlichen und mündlichen Teil.
   - *Schriftlicher Teil:* Dieser umfasst 320 Multiple Choice-Fragen aus den Fächern Physiologie/Physik (80 Fragen), Biochemie/Chemie (80 Fragen), Anatomie/Biologie (100 Fragen) und Psychologie/Soziologie (60 Fragen). Die Prüfung findet an zwei Tagen statt und dauert jeweils vier Stunden.
   - *Mündlicher Teil:* Dieser umfasst die Fächer Anatomie, Physiologie und Biochemie. Prüferinnen sind die Hochschullehrerinnen der Universität. Eine Prüfung dauert zwischen 45 Minuten und einer Stunde.

2. *Zweiter Abschnitt der Ärztlichen Prüfung,* umgangssprachlich auch das Hammerexamen genannt. Nach Bestehen dieser Prüfung kann die Approbation beantragt werden. Die Prüfung umfasst einen schriftlichen und einen mündlichen Teil.

   – *Schriftlicher Teil:* Dieser erstreckt sich über drei Tage mit jeweils fünfstündigen Prüfungen. Diese bestehen aus 50 Einzelfragen und 57 Fragen, die sich auf vier Fallstudien beziehen.

   – *Mündlicher Teil:* Dieser erstreckt sich über zwei Tage und findet in einem der Lehrkrankenhäuser oder der entsprechenden Uniklinik der Hochschule statt. Prüfungsfächer sind dabei Innere Medizin, Chirurgie, dein Wahlfach im Praktischen Jahr (PJ) sowie ein zugelostes Fach. Die Prüfungen selbst dauern 45 bis 60 Minuten.

Glaubt man den Erfahrungsberichten, dann ist das Bestehen der Prüfungen in erster Linie von deinem Lernfleiß abhängig. Wer sich ausdauernd und gewissenhaft auf die Prüfungen vorbereitet, der schafft diese auch.

In der Zahnmedizin gibt es ebenfalls einen Staatsexamensabschluss und der Aufbau ist sehr vergleichbar mit der Humanmedizin. Es gibt aber kein praktisches Jahr. Dafür müssen Absolventinnen zwei Jahre als Assistenzzahnärztinnen bei einer niedergelassenen Zahnärztin arbeiten. Erst dann können Zahnärztinnen eine Kassenzulassung beantragen.

4.9   Die Fachärztinnen- und Fachzahnärztinnenausbildungen

Nach dem Studium der Humanmedizin beginnen die meisten Absolventinnen als Assistenzärztinnen im Krankenhaus und beginnen damit ihre Ausbildung zur Fachärztin. Die Ausbildung dauert ca. 5 Jahre.

Deutsche Fachärztinnenarten in der Humanmedizin:

* Allgemeinmedizin (Hausärztin)
* Anästhesiologie
* Augenheilkunde
* Chirurgie (Spezialisierungsmöglichkeiten auf Gefäßchirurgie, Herzchirurgie, Kinderchirurgie, Orthopädie und Unfallchirurgie, Plastische und Ästhetische Chirurgie, Thoraxchirurgie, Visceralchirurgie)

- Gynäkologie und Geburtshilfe (Spezialisierungsmöglichkeiten auf Gynäkologische Endokrinologie und Reproduktionsmedizin, Gynäkologische Onkologie, Spezielle Geburtshilfe und Perinatalmedizin)
- Hals-Nasen-Ohren-Heilkunde (Spezialisierungsmöglichkeiten auf Phoniatrie oder Pädaudiologie)
- Haut- und Geschlechtskrankheiten
- Innere Medizin (Spezialisierungsmöglichkeiten als hausärztliche Internistin, fachärztliche Internistin, Angiologie, Endokrinologie und Diabetologie, Gastroenterologie, Hämatologie und Onkologie, Kardiologie, Nephrologie, Pneumologie, Rheumatologie)
- Kinderheilkunde (Spezialisierungsmöglichkeiten auf Kinder-Hämatologie und -Onkologie, Kinderkardiologie, Neonatologie, Neuropädiatrie)
- Kinder- und Jugendpsychiatrie und -psychotherapie
- Klinische Pharmakologie
- Mund-Kiefer-Gesichtschirurgie (zusätzliche Approbation als Zahnärztin wird benötigt)
- Neurochirurgie
- Neurologie
- Nuklearmedizin
- Orthopädie (Schwerpunktmöglichkeit Rheumaorthopädie)
- Physikalische und Rehabilitative Medizin
- Psychiatrie und Psychotherapie
- Psychosomatische Medizin
- Radiologie
- Rechtsmedizin
- Strahlentherapie
- Transfusionsmedizin
- Urologie
- Arbeitsmedizin
- Humangenetik
- Hygiene- und Umweltmedizin
- Laboratoriumsmedizin
- Mikrobiologie, Virologie und Infektionsepidemiologie
- Neuropathologie
- Öffentliches Gesundheitswesen
- Pathologie
- Pharmakologie und Toxikologie

In der Zahnmedizin gibt es im Anschluss nur drei Möglichkeiten für eine fachspezifische Weiterbildung:

- Oralchirurgie
- Zahnärztin für Öffentliches Gesundheitswesen
- Kieferorthopädie

5 Medizin an einer öffentlichen Hochschule in Deutschland studieren

Zunächst führt dein Weg zum Medizinstudium über hochschulstart.de (früher: ZVS). Hier gilt: Nach Abzug einer Vorabquote für Landärztinnen, Härtefälle, Zweitstudienbewerberinnen und ausländische Studienbewerberinnen werden 30 % der Studienplätze an den öffentlichen deutschen Hochschulen von hochschulstart.de an die Abiturbesten des Jahrgangs vergeben, 10 % werden in der Zusätzlichen Eignungsquote (ZEQ) verteilt, und 60 % der Studienplätze können die Unis in einem Auswahlverfahren der Hochschulen (AdH) vergeben.

5.1 Der Zeitplan

Das Wichtigste beim Planen der Bewerbung ist, dass du keine Fristen verpasst. Leider passiert das immer wieder. Im Folgenden findest du eine Übersicht, wann in etwa welche wichtigen Bewerbungsfristen sind. Alle Termine müssen von dir noch einmal überprüft werden, da es immer wieder Veränderungen in den Terminen geben kann.

15. Januar
- Bewerbungsschluss für *Alt- und Neu-Abiturientinnen* für das *Sommersemester* unter www.hochschulstart.de
- Anmeldeschluss für den Hamburger Naturwissenschaftstest (HAM-Nat), den HAM-SJT und den HAM-Man (vgl. Linkliste[1])

30./31. Januar
- Anmeldeschluss für den Frühjahrs-TMS für Erstteilnehmerinnen
- Anmeldeschluss für das Greifswalder Interviewverfahren (GIV) (vgl. Linkliste)

---

1 Eine Linkliste mit einer Zusammenstellung von Internetseiten, die in regelmäßigen Abständen aktualisiert wird, findet sich im Downloadbereich zum Buch (vgl. „Hinweise zu den Online-Materialien" im Anhang).

Anfang/Mitte Februar

• Anmeldephase für den Frühjahrs-TMS für Testwiederholerinnen

März

• HAM-Nat/HAM-SJT/HAM-Man
• Greifswalder Interviewverfahren

April

• Anmeldung für die Auswahlgespräche in Chemnitz

Anfang bis Mitte Mai

• Frühjahrs-TMS (TMS)

31. Mai

• Bewerbungsschluss bei hochschulstart.de für *Alt-Abiturientinnen* für das *Wintersemester*

Juni

• Auswahlgespräche in Chemnitz

15. Juli

• Bewerbungsschluss bei hochschulstart.de für *Neu-Abiturientinnen* für das *Wintersemester*

31. Juli

• Anmeldeschluss für den Herbst-TMS für Erstteilnehmerinnen

November

• Herbst-TMS (TMS)

5.2   Das Verfahren

Hochschulstart stellt für seine Bewerberinnen das Online-Anmeldeportal AntOn zur Verfügung. Alle Informationen und den Zugang zu AntOn gibt es unter **www.hochschulstart.de.** Weitere Unterlagen wie die beglaubigte Kopie des Abiturzeugnisses müssen per Post bei hochschulstart.de eingereicht werden.

hochschulstart.de
Sonnenstraße 171
44137 Dortmund

Um am Auswahlverfahren der Hochschulen teilzunehmen, musst du dich fristgerecht im AntOn-Anmeldeportal (Hinweise zu den Bewerbungsfristen findest du in Kapitel 5.1) bewerben. Du kannst dich in der Humanmedizin auf 39 Standorte und in der Zahnmedizin auf 29 Standorte bewerben.

AntOn bietet vor allem den Vorteil, dass Wiederbewerberinnen über ihre Zugangsdaten alte Datensätze aufrufen und ihre Studienwünsche und sonstigen Daten leicht aktualisieren können.

5.3   Vorabquoten

Bevor die eigentlichen Studienplätze von hochschulstart.de vergeben werden, gibt es eine Vorabquote für bestimmte Bewerbergruppen. Tabelle 1 liefert dazu einige Informationen (vgl. www.hochschulstart.de).

Tabelle 1:   Vorabquote für bestimmte Bewerbergruppen

| **Ausländische Studienbewerberinnen** (maximal 5 % der Studienplätze) | Den deutschen Bewerberinnen gleichgestellt | Den deutschen Studienbewerberinnen gleichgestellt sind:
• Studienbewerberinnen aus EU-Ländern, Liechtenstein, Norwegen und Island.
• Ausländerinnen und Staatenlose, die eine deutsche Hochschulzugangsberechtigung erworben haben.

 Diese Studienbewerberinnen bewerben sich über hochschulstart.de. |
| | Den deutschen Bewerberinnen nicht gleichgestellt | Studienbewerberinnen, die den deutschen Bewerberinnen nicht gleichgestellt sind (die die oben genannten Kriterien nicht erfüllen) bewerben sich direkt bei den Hochschulen. Die Quoten für ausländische Studienbewerberinnen sind jeweils abhängig von der Hochschule. |

Tabelle 1:   Fortsetzung

Härtefälle (maximal 2 % der Studienplätze)	Härtefälle sind solche, die aus familiären oder sozialen Gründen eine sofortige Aufnahme des Studiums erfordern und bei denen die Verzögerung der Aufnahme unzumutbar wäre.
Zweitstudien- bewerberinnen (maximal 3 % der Studienplätze)	Zweitstudienbewerberinnen sind alle, die bereits ein Studium an einer deutschen Hochschule abgeschlossen haben und ein weiteres Studium anschließen möchten.
Bewerberinnen mit besonderer Hochschulzugangs- berechtigung (Maximal 0,2 % der Studienplätze)	Überwechslerinnen sind Studienbewerberinnen, die ihre fachgebundene oder allgemeine Hochschulreife durch das Ablegen einer Vor- oder Zwischenprüfung an einer deutschen Hochschule erworben haben.
Sanitäts- offizierinnen der Bundeswehr (maximal 2,2 % bzw. 220 Studienplätze)	Sanitätsoffizierinnen der Bundeswehr verpflichten sich für 17 Jahre und werden ganz normal an den deutschen medizinischen Hochschulen ausgebildet.
Landarzt-/ ÖGD-Quote (maximal 10 % der Studienplätze)	Die spezielle Quote für Landärzte und/oder für den öffentlichen Gesundheitsdienst (ÖGD) gibt es aktuell nur in folgenden Bundesländern: Baden-Württemberg, Bayern, Hessen, Mecklenburg-Vorpommern, Nordrhein-Westfalen, Rheinland-Pfalz, Saarland, Sachsen und Sachsen-Anhalt. Weitere Ausführungen dazu siehe unten.

Ich weiß, was du jetzt denkst: „Da kann man doch sicherlich irgendwas drehen, um hier einen Platz zu ergattern." Nein, kann man nicht. Wenn du darüber nachdenkst, die eine oder andere Vorabquote für dich in Betracht zu ziehen, dann prüfe bitte eingehend, ob du wirklich einen Anspruch hast.

Interessant für bestimmte Bewerbergruppen kann aber natürlich die Landarzt- und ÖGD-Quote sein.

5.3.1   Quote für Landärztinnen

Was ist das eigentlich genau? Wer sich hierzu verpflichtet, geht folgende Bedingungen für den Erhalt eines Studienplatzes in der Humanmedizin ein:

1. Die Ärztin verpflichtet sich, nach dem Medizinstudium eine Weiterbildung zur Hausärztin zu absolvieren.
2. Die Hausärztin verpflichtet sich, nach Abschluss der Weiterbildung für mindestens 10 Jahre in einem unterversorgten Gebiet zu praktizieren.
3. Die Verpflichtungen der Ärztin zu Punkt 1 und 2 werden mit einer Vertragsstrafe von 250.000 € abgesichert.

Eine Landarztquote gibt es bisher in:
- Baden-Württemberg, ca. 75 Plätze nur zum Wintersemester, Bewerbung meist im März
- Bayern, ca. 115 Plätze nur zum Wintersemester, Bewerbung meist im Februar
- Hessen, ca. 65 Plätze nur zum Wintersemester, Bewerbung meist im Februar
- Mecklenburg-Vorpommern, ca. 32 Plätze nur zum Wintersemester, Bewerbung meist im März
- Nordrhein-Westfalen, ca. 182 Plätze, Bewerbung meist im März für das Wintersemester (156 Plätze) und im September für das Sommersemester (26 Plätze)
- Rheinland-Pfalz, ca. 13 Plätze, Bewerbung meist im März für das Wintersemester und im September für das Sommersemester
- Saarland, ca. 21 Plätze nur zum Wintersemester, Bewerbung meist im März
- Sachsen, ca. 40 Plätze nur zum Wintersemester, Bewerbung meist im April
- Sachsen-Anhalt, ca. 20 Plätze nur zum Wintersemester, Bewerbung meist im April

5.3.2   Quote für den öffentlichen Gesundheitsdienst (ÖGD)

Wer sich hierzu verpflichtet, geht folgende Bedingungen für den Erhalt eines Studienplatzes in der Humanmedizin ein:

1. Die Ärztin verpflichtet sich, nach dem Medizinstudium und einer 18-monatigen medizinischen Tätigkeit eine Tätigkeit im ÖGD anzunehmen und dort die Weiterbildung vollständig abzuschließen und für eine Dauer von mindestens 10 weiteren Jahren dort tätig zu sein.
2. Alternativ besteht die Möglichkeit, die Weiterbildung zur Fachärztin für Psychiatrie und Psychotherapie oder zur Fachärztin für Rechtsmedizin zu absolvieren, um anschließend im gerichtsärztlichen Dienst zu arbeiten. Dieser Weg muss aber vorher mit dem ÖGD abgesprochen werden.

Die Verpflichtungen der Ärztin zu Punkt 1 oder 2 werden mit einer Vertragsstrafe von 250.000 € abgesichert.

Eine Quote für den ÖGD gibt es bisher in:
- Bayern, ca. 15 Plätze nur zum Wintersemester, Bewerbung meist im Februar
- Hessen, ca. 13 Plätze nur zum Wintersemester, Bewerbung meist im Februar
- Rheinland-Pfalz, ca. 3 Plätze nur zum Wintersemester, Bewerbung meist im März

5.3.3 Auswahlverfahren in der Landarzt- und ÖGD-Quote

Die Auswahlverfahren finden immer vor dem eigentlichen Auswahlverfahren von Hochschulstart in den Hauptverfahren statt. Wer hier einen Studienplatz erhält und diesen annimmt, kann auch nicht mehr an den normalen Hauptverfahren von Hochschulstart teilnehmen. Sollte ein Studienplatz in der Landarzt- oder ÖDG-Quote also nur zweite Wahl sein, solltest du dir die Bewerbung hier gut überlegen, insbesondere wenn du auch sehr gute Chancen in den normalen Hauptquoten hast.

Die Auswahlverfahren unterscheiden sich von Bundesland zu Bundesland leicht, sind aber immer zweistufig.

1. Stufe, Vorauswahl:

In der Vorauswahl wird oftmals eine Mischung aus folgenden Kriterien angewandt:
a) Abiturnote
b) Medizinertest (TMS)
c) Medizinische Berufspraxis (z. B. Dienste, Ehrenämter & Ausbildungen)

Für jedes Kriterium gibt es bestimmte Punktwerte, die zusammengerechnet werden. Jedes Bundesland hat hier seine eigene Gewichtung der Kriterien. Mithilfe der Punktsumme bildet jedes Bundesland eine Rangliste der Bewerberinnen.

2. Stufe, Einladung zum Auswahltag:

Auf Basis der Rangliste werden ca. zwei- bis dreimal so viele Bewerber, wie Studienplätze zur Verfügung stehen, zum Auswahltag eingeladen. Für den Auswahltag wird oftmals noch ein Lebenslauf und Motivationsschreiben verlangt. Am Auswahltag selbst werden oftmals folgende Auswahlverfahren durchgeführt:
a) Interview (siehe Kapitel 5.8.3)
b) Multiple Mini-Interviews (siehe Kapitel 5.8.4)

Hier werden je nach persönlicher Eignung und Motivation Punkte vergeben und ebenfalls wieder eine Rangliste auf Basis der Punkte gebildet. Anhand der Rangliste werden dann die Studienplätze zugeteilt.

5.4   Die Hauptquoten

Es gibt drei Hauptquoten: die Abiturbestenquote, die Zusätzliche Eignungsquote (ZEQ) und die Auswahlverfahren der Hochschulen (AdH). In der Abiturbestenquote werden 30 % der Studienplätze, in der ZEQ 10 % der Studienplätze und in dem AdH 60 % der noch zur Verfügung stehenden Studienplätze in der Human- und Zahnmedizin vergeben (vgl. Abbildung 1).

Es gibt mittlerweile einen feststehenden Katalog an Auswahlkriterien, aus dem sich die Hauptverfahren bedienen können. Aktuell gibt es folgende Auswahlkriterien:
• Hochschulzugangsberechtigung (HZB)
• Studierfähigkeitstest
• Interviews
• Berufsausbildungen
• Berufstätigkeit
• Dienst/Ehrenamt
• Preise/Wettbewerbe

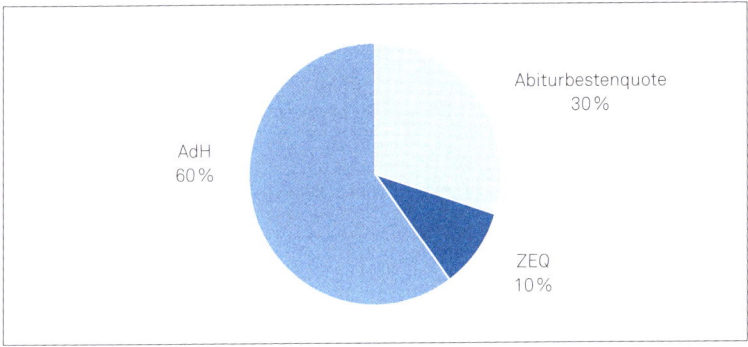

Hauptquoten für die Studienplatzvergabe in der Human- und Zahnmedizin

Welche Quote sich welcher Auswahlkriterien bedient, kannst du Abbildung 2 entnehmen, wobei nicht alle Standorte sich immer aller Kriterien bedienen.

Folgende Regeln gibt es:

- Die Abiturbestenquote greift immer auf die Hochschulzugangsberechtigung als einziges Auswahlkriterium zurück.
- In der ZEQ muss mindestens ein Studierfähigkeitstest berücksichtigt werden, es dürfen aber auch alle anderen Auswahlkriterien eine Berücksichtigung finden, außer der Hochschulzugangsberechtigung.

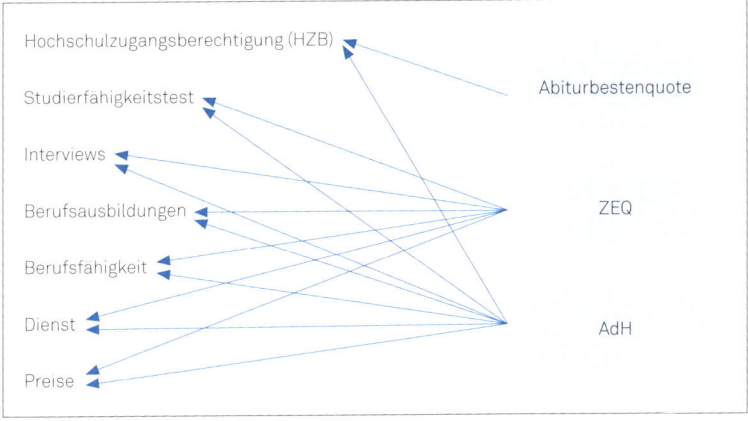

Auswahlkriterien in den Hauptverfahren

- In der AdH-Quote muss die Hochschulzugangsberechtigung und ein Studierfähigkeitstest berücksichtigt werden, es dürfen aber auch alle anderen Auswahlkriterien eine Berücksichtigung finden bzw. in der Humanmedizin muss mindestens ein weiteres Auswahlkriterium berücksichtigt werden.

Aber was bedeuten denn nun die einzelnen Auswahlkriterien?

5.4.1   Die Auswahlkriterien der Hauptquoten im Detail

Nicht nur der Katalog an Auswahlkriterien ist klar definiert, sondern auch die Kriterien selbst.

Hochschulzugangsberechtigung

- Hier fließt deine Abiturnote ein und damit ist dies das bekannteste Auswahlkriterium in der Human- und Zahnmedizin. Wie oft habe ich schon Leute sagen hören: „Nur wer eine 1,0 hat, bekommt in der Humanmedizin einen Studienplatz." Falsch, aber dazu kommen wir später noch genauer.
- Früher wurde auch immer gerne von dem NC gesprochen und geschrieben, also z. B.: „Der NC in der Medizin ist bei 1,0." Das Bundesverfassungsgericht hat 2017 geurteilt, dass die Abiturnoten zwischen den 16 Bundesländern nicht vergleichbar sind und es deshalb einen Ausgleichsmechanismus geben muss. Deshalb hat man sich seit 2020 ein ganz neues Verfahren ausgedacht. Abiturientinnen konkurrieren jetzt immer erstmal nur mit allen anderen Abiturientinnen aus dem gleichen Bundesland. Es werden auf Basis der Abiturpunktzahl Landeslisten gebildet von allen Bewerberinnen aus den Zentralen Bewerbungsverfahren (Abkürzung ZV, Studiengänge Human-, Zahn-, Tiermedizin und Pharmazie; vgl. Abbildung 3).

Diese 16 Einzellisten müssen jetzt in eine Bundesliste überführt werden und das auf eine möglichst faire Art und Weise. Dafür wird ein mathematisches Verfahren angewendet, das auch nach einer Bundestagswahl für die Verteilung der Sitze im Bundestag angewandt wird: das Sainte-Laguë-Verfahren.

Wenn jedes Bundesland reihum einen Platz in der Bundesrangliste erhalten würde, dann hätte Bremen irgendwann vielleicht alle Bremer Bewer-

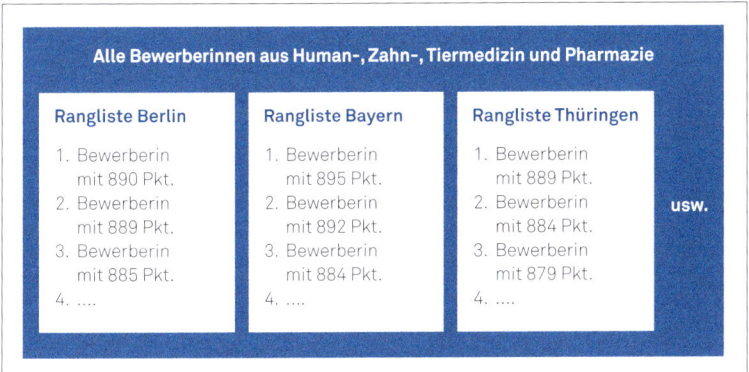

Abbildung 3: Beispiel für die Bildung von Landeslisten

berinnen untergebracht und NRW nur einen Bruchteil, da es natürlich viel mehr Bewerberinnen aus NRW als aus Bremen gibt. Deshalb ist die Anzahl der Teilnehmerinnen ein Kriterium, das von dem Sainte-Laguë-Verfahren berücksichtigt wird. Das zweite Kriterium ist der Anteil der 18- bis unter 21-Jährigen eines Bundeslandes des Bevölkerungsanteiles. Dies soll den zukünftigen medizinischen Bedarf eines Bundeslandes berücksichtigen. Hat ein Bundesland einen höheren prozentualen Anteil an jungen Menschen, dann werden sie in Zukunft mehr Ärztinnen benötigen und natürlich auch umgekehrt. Abbildung 4 zeigt ein Beispiel dafür, wie das Verfahren funktioniert.

Aus dieser Rangliste wird der Hochschulzugangsberechtigungs-Prozentrang (HZB-Prozentrang) einer jeden Bewerberin bestimmt. Hatte z.B. eine Bewerberin den HZB-Prozentrang 62,3, dann waren 37,6 % der Bewerberinnen im ZV besser und 62,2 % der Bewerberinnen schlechter im Auswahlkriterium Hochschulzugangsberechtigung.

Zum einen kann dieser Wert in der Abiturbestenquote direkt angewandt werden und zum anderen kann in der AdH-Quote mittels einer Formel der Punktwert der Bewerberin ermittelt werden.

Jetzt stellt sich natürlich die Frage, was für ein HZB-Prozentrang den einzelnen Abiturnoten ungefähr zugerechnet werden kann. In Tabelle 2 wurde auf Basis der Daten vom vergangenen Auswahlverfahren für jede Abiturnote aus den unterschiedlichen Bundesländern ein ungefährer HZB-Prozentrangwert errechnet. Hierbei wurde immer die niedrigste mögliche

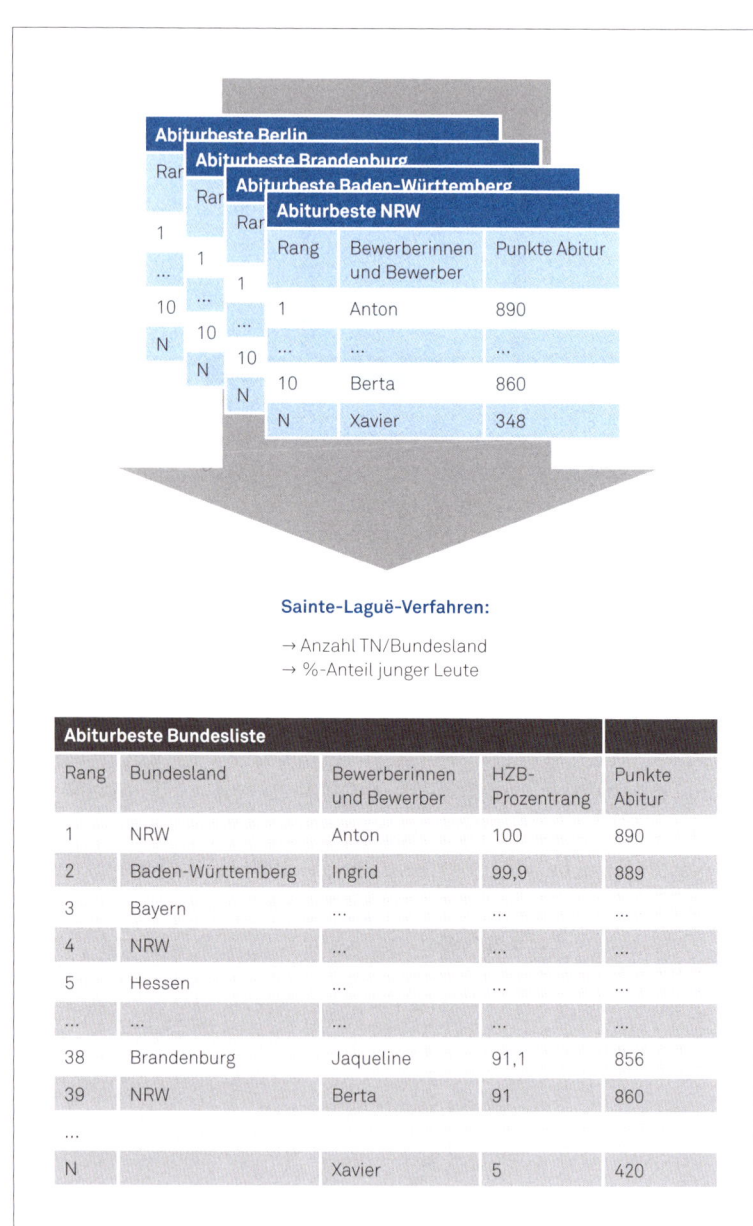

Abbildung 4:   Beispiel für das Sainte-Laguë-Verfahren

Punktzahl für die jeweilige Abiturdurchschnittsnote zur Berechnung genommen.

Tipp

Beim Dialogorientierten Serviceverfahren (DoSV; vgl. Kapitel 5.5) kannst du deine HZB-Prozentrangwerte finden, wenn du dich in der Vergangenheit für einen ZV-Studiengang beworben hast:
- Login
- „Meine Daten"
- „Feste Bewerbungsbestandteile"

Hat eine Abiturientin ihr Abi mit einer 1,6 in Hessen abgeschlossen, dann weist die Tabelle 2 einen HZB-Prozentrang von 47,8 für das Wintersemester 2023/2024 aus. Jetzt nehmen wir noch an, diejenige hatte 720 Pkt. (nicht 715 wie in der Tabelle ausgegeben), dann kann man getrost den HZB-Prozentrang auf 50 aufrunden. Das bedeutet dann, dass 49,9 % der Bewerberinnen eine bessere Abiturnote im Zentralen Vergabeverfahren und 49,9 % ein schlechteres Abi hatten. Die Prozentränge bilden sich natürlich bei jedem Bewerbungszyklus neu, trotzdem gibt die Tabelle auf Basis von historischen Werten eine Orientierung.

Erklärung zu den Werten

Ein HZB-Prozentrang über ca. 85 hat zum Wintersemester 2023/2024 ohne weiteren Bonus zu einem Studienplatz geführt, sodass höhere Werte nicht in Tabelle 2 aufgeführt werden. Bei niedrigeren Werten als 26 war die Abiturnote mehr oder weniger egal. Bewerberinnen konnten dann nur über die anderen Kriterien einen Studienplatz erhalten, zum Beispiel über ein exzellentes TMS-Ergebnis (mindestens unter den besten 9 % der Testteilnehmerinnen zum Wintersemester 23/24).

Zum Sommersemester sind die HZB-Prozentränge der Teilnehmerinnen meist höher als zum Wintersemester. Das liegt daran, dass viele Neu-Abiturientinnen aus dem Vorjahr bereits einen Studienplatz zum Wintersemester erhalten haben und keine neuen Abiturientinnen bis zum Bewerbungsschluss im Januar für das Sommersemester nachgekommen sind. Insbesondere die 30 % Studienplätze in der Abiturbestenquote lichten die Reihen an sehr guten Abiturientinnen, sodass schlechtere Abiturnoten einen besseren HZB-Prozentrang für die Bewerbung zum Sommersemester erhalten können.

Tabelle 2: HZB-Prozentränge nach Bundesländern für das Wintersemester 2023/2024

Pkt. Abi	Abi	Baden-Württemberg	Bayern	Berlin	Brandenburg	Bremen	Hamburg	Hessen	Mecklenburg-Vorpommern	Niedersachsen	Nordrhein-Westfalen	Rheinland-Pfalz	Saarland	Sachsen	Sachsen-Anhalt	Schleswig-Holstein	Thüringen
805	1,1	83,90%	86,80%	83,10%	78,80%	85,90%	83,80%	80,90%	83,80%	88,6%	82,40%	86,70%	76,40%	81,60%	83,10%	89,50%	73,80%
787	1,2	77,10%	81,50%	76,40%	70,70%	80,00%	77,40%	74,70%	77,20%	84,00%	75,50%	80,70%	69,30%	75,70%	78,40%	85,10%	65,00%
769	1,3	70,60%	75,60%	69,50%	60,30%	72,70%	68,60%	67,60%	69,90%	79,30%	67,30%	73,70%	61,70%	68,20%	73,80%	79,90%	56,80%
751	1,4	62,60%	69,60%	63,00%	51,00%	66,80%	60,60%	60,90%	62,70%	73,50%	59,40%	68,20%	53,40%	59,60%	68,60%	73,80%	47,50%
733	1,5	56,00%	63,20%	57,10%	44,00%	59,60%	52,60%	53,70%	55,90%	67,60%	51,50%	62,90%	47,50%	56,90%	61,70%	67,30%	39,70%
715	1,6	49,20%	56,10%	51,20%	38,00%	52,60%	45,30%	47,80%	48,80%	60,90%	45,00%	56,20%	41,50%	45,50%	54,80%	59,70%	31,70%
697	1,7	42,50%	50,10%	45,50%	31,70%	46,30%	38,00%	42,50%	43,00%	55,00%	38,30%	51,00%	33,80%	39,40%	50,00%	54,70%	26,40%
679	1,8	36,40%	44,40%	39,60%	27,40%	41,70%	31,80%	37,10%	39,30%	49,00%	32,60%	45,20%	28,60%	34,90%	44,10%	47,40%	22,40%
661	1,9	30,50%	39,30%	35,00%	22,60%	35,80%	26,20%	32,40%	33,80%	43,90%	26,50%	39,20%	23,60%	29,70%	38,50%	41,60%	
643	2,0	25,80%	34,90%	30,50%		30,40%		28,20%	30,60%	38,40%		34,90%		26,30%	34,80%	36,10%	
625	2,1		31,60%	27,40%		27,30%		24,70%	27,30%	33,90%		31,30%			31,60%	31,30%	
607	2,2		27,60%	24,50%		21,90%			23,80%	29,50%		28,50%			28,20%	27,60%	
589	2,3		24,60%							25,40%		24,70%			26,90%	24,40%	

Wie kann ich jetzt in den Auswahlverfahren der Hochschulen (AdH-Verfahren; siehe Kapitel 5.4.3) meinen Punktwert ausrechen? Die Formel dazu lautet:

$$\text{Punkte HZB} = \max.\left(0, \min\left(\emptyset_{\text{HZB Gewicht}}^{-1}(\text{Prozentrang}), \text{HZB Gewicht}\right)\right)$$

Dabei ist HZB Gewicht die Gewichtung (= max. Punktzahl) an dem Standort in der entsprechenden Quote für das Kriterium Hochschulzugangsberechtigung. Dann wird eine Normalverteilung $N\left(\frac{\text{HZB Gewicht}}{2}, \frac{\text{HZB Gewicht}}{6}\right)$ zugrunde gelegt. Die Funktion $\emptyset_{\text{HZB Gewicht}}$ ist die zugehörige Normalverteilung.

Vielleicht denkst du jetzt gerade: „Wie bitte?" Deshalb rate ich dir, hier einen Online-Rechner zu verwenden; dazu komme ich später noch einmal.

Du hast deine HZB im Ausland erworben oder kein klassisches deutsches Abitur? Ich erlebe oft, dass Bewerberinnen z. B. ein IB oder A-Level als HZB haben. Hier gibt es einige Dinge zu beachten. Die erste Frage ist, wie die HZB in ein deutsches Abitur umgerechnet wird. Die gute Nachricht ist, das macht Hochschulstart von ganz alleine. Du musst, solange es sich um ein englisch- oder französischsprachiges Dokument handelt, nicht mal eine amtlich beglaubigte Übersetzerin bemühen. Die Dokumente werden auch so von Hochschulstart akzeptiert. Ist die HZB in einer anderen Sprache verfasst, muss tatsächlich eine amtlich beglaubigte Übersetzung eingereicht werden.

Deine ausländische HZB wird normalerweise nach der bayerischen Formel in eine deutsche Abiturdurchschnittsnote umgerechnet. Wenn du diese Durchschnittsnote weißt, dann kannst du mittels Tabelle 3 herausfinden, welcher Punktwert dir zugerechnet wird.

Tabelle 3:   Umrechnungstabelle von der Abiturnote in den für das Auswahlverfahren verwendeten Punktwert

1,0 = 862	1,6 = 724	2,2 = 616	2,8 = 508
1,1 = 814	1,7 = 706	2,3 = 598	2,9 = 490
1,2 = 796	1,8 = 688	2,4 = 580	3,0 = 472
1,3 = 778	1,9 = 670	2,5 = 562	3,1 = 454
1,4 = 760	2,0 = 652	2,6 = 544	
1,5 = 742	2,1 = 634	2,7 = 526	

Jetzt stellt sich noch die Frage, welchem Bundesland du zugeordnet wirst, denn um deinen HZB-Prozentrang auszurechnen oder auch für die Abiturbestenquote musst du einem Bundesland zugeordnet werden.

Wenn du deine ausländische HZB z.B. an einer internationalen Schule mit Standort in Berlin erworben hast, dann wirst du Berlin zugeordnet. Hast du aber die HZB z.B. an einer Schule im Ausland erworben, dann wirst du einem Bundesland zugelost. Muss ich für eine Bewerberin ihre Chancen einschätzen, ordne ich ihr immer automatisch NRW als Bundesland zu, da dies das größte Bundesland ist mit vermutlich den meisten Bewerberinnen.

Studierfähigkeitstests

Studierfähigkeitstests sollen prüfen, ob man für ein Studium geeignet ist. So werden z.B. grundsätzliche Voraussetzungen oder spezifischere Kenntnisse und Fähigkeiten für bestimmte Studienfächer, wie eben Medizin, getestet. Folgende Tests sind für die Aufnahme eines Medizinstudiums relevant:

a) *TMS:* Der Test für Medizinische Studiengänge (TMS) ist sicherlich der wichtigste Test. Es handelt sich um einen kognitiven Leistungstest, der aktuell für die Auswahl der Studentinnen an 37 medizinischen und 28 zahnmedizinischen Universitäten zum Einsatz kommt.

b) *HAM-Nat:* Der Hamburger Naturwissenschaftstest (HAM-Nat) ist was für Könner. Hier wird der Kenntnisstand in den Fächern Biologie, Chemie, Mathe und Physik getestet. Aktuell wird der Test für die Auswahl geeigneter Studentinnen in der Humanmedizin in Hamburg und Magdeburg verwendet. In der Zahnmedizin wird er in der Auswahl an der Uni Hamburg berücksichtigt.

c) *HAM-SJT:* Der Situational Judgement Test (SJT) soll die soziale Kompetenz der Bewerberin als Auswahlkriterium messen. Der Test wird in der Human- und Zahnmedizin in Hamburg für die Auswahl der Studentinnen eingesetzt.

d) *HAM-Man:* HAM-Man steht für „Manuelle Fähigkeiten" und ist ein praktisch-manueller Test. Der Test wird für die Auswahl geeigneter Studentinnen in der Zahnmedizin an der Uni Hamburg verwendet.

Bei allen Tests wird im Nachgang an das Auswahlverfahren ein Ergebnis (Punktwert) zugeschickt, das die Bewerberin bei der Bewerbung bei Hochschulstart angeben kann. Dann gibt es eine feste Formel für jeden Test, wie das Ergebnis an dem jeweiligen Standort in der jeweiligen Quote zur Auswahl der Studentinnen berücksichtigt wird. Die Bewerberin erhält in Abhängigkeit von dem Testergebnis und der Gewichtung des Tests in der jeweiligen Quote am jeweiligen Standort einen Punktwert (vgl. Tabelle 4).

Was bedeutet Gewichtung?

Pro Standort und Quote werden maximal 100 Punkte vergeben. Die Gewichtung gibt an, wie viele dieser Punkte z.B. für das TMS-Ergebnis maximal vergeben werden.

Formel TMS-Punktwert pro Standort im AdH und ZEQ für eine Bewerberin:

$$\text{TMS}_{\text{Punkte}} = \frac{\text{Gewicht TMS Standort}}{2} + \left(\frac{\text{Standardwert Bewerber} - 100}{10} \times \frac{\text{Gewicht TMS Standort}}{6} \right)$$

Formel HAM-Nat, HAM-SJT und HAM-Man pro Standort im AdH und ZEQ für eine Bewerberin:

$$\text{Test}_{\text{Punkte}} = \frac{\text{Wert Bewerber}}{100} \times \text{Gewicht Test Standort}$$

Tabelle 4: Gewichtung des TMS (bzw. in Hamburg und Magdeburg: HAM-Nat, HAM-SJT und HAM-Man) pro Standort, Studienrichtung und Quote (beginnend mit dem höchsten Wert)

Gewichtung in Prozent	Quote	Standort und Studiengang	
		Humanmedizin	**Zahnmedizin**
100	AdH 1	Augsburg	
	ZEQ	Bielefeld	
	ZEQ	Bochum	
	ZEQ	Bonn	Bonn
	ZEQ	Düsseldorf	Düsseldorf
	ZEQ	Hamburg (anstelle TMS: HAM-Nat, HAM-SJT)	
	ZEQ	Köln	Köln
	ZEQ	Rostock	Rostock

Tabelle 4:   Fortsetzung

Gewichtung in Prozent	Quote	Standort und Studiengang	
		Humanmedizin	**Zahnmedizin**
95	ZEQ		Hamburg (anstelle TMS: HAM-Nat, HAM-SJT, HAM-Man)
90	ZEQ	Frankfurt am Main	Frankfurt am Main
	ZEQ	Gießen	Gießen
	ZEQ	Heidelberg	Heidelberg
	ZEQ	Heidelberg/Mannheim	
	ZEQ	Leipzig	Leipzig
	ZEQ	Mainz	Mainz
	ZEQ	Münster	Münster
	ZEQ	Ulm	Ulm
80	ZEQ	Marburg	Marburg
75	AdH 1		Hamburg (anstelle TMS: HAM-Nat, HAM-SJT, HAM-Man)
	ZEQ	Lübeck	
70	AdH 2	Aachen	
	AdH 2	Augsburg	
	ZEQ	Dresden	Dresden
	ZEQ	Duisburg-Essen	
	ZEQ	Halle-Wittenberg	Halle-Wittenberg
	AdH 2	Jena	Jena
	ZEQ	Tübingen	Tübingen
65	ZEQ	Oldenburg	
60	ZEQ	Augsburg	
	AdH 1	Berlin	Berlin
	ZEQ	Erlangen-Nürnberg	Erlangen-Nürnberg

Tabelle 4:   Fortsetzung

Gewichtung in Prozent	Quote	Standort und Studiengang	
		Humanmedizin	Zahnmedizin
60	ZEQ	Erlangen-Nürnberg/ Bayreuth	
	ZFQ	Freiburg	
	ZEQ	Göttingen	Göttingen
	AdH 1	Hamburg (anstelle TMS: HAM-Nat, HAM-SJT)	
	ZEQ	München	München
	ZEQ	Regensburg	Regensburg
	AdH 3	Saarbrücken/Homburg	Saarbrücken/Homburg
	ZEQ	Saarbrücken/Homburg	Saarbrücken/Homburg
	ZEQ	Würzburg	Würzburg
55	AdH 2	Magdeburg (anstelle TMS: HAM-Nat)	
	AdH 3	Magdeburg (anstelle TMS: HAM-Nat)	
50	ZEQ	Aachen	Aachen
	ZEQ	Berlin	Berlin
	AdH 3	Bielefeld	
	AdH 2	Chemnitz	
	AdH 1	Frankfurt am Main	Frankfurt am Main
	ZEQ	Greifswald	Greifswald
	ZEQ	Kiel	Kiel
	ZEQ	Magdeburg	
	AdH 2		Saarbrücken/Homburg
49	AdH 1	Rostock	Rostock
47	AdH 2	Oldenburg	

Tabelle 4: Fortsetzung

| Gewichtung in Prozent | Quote | Standort und Studiengang | |
		Humanmedizin	Zahnmedizin
45	AdH 1		Aachen
	AdH 1	Duisburg-Essen	
	AdH 1	Köln	Köln
	AdH 1	Mainz	Mainz
44	AdH 1	Heidelberg	Heidelberg
	AdH 1	Heidelberg/Mannheim	
	AdH 1	Ulm	Ulm
43	AdH 1	Freiburg	Freiburg
	AdH 1	Tübingen	Tübingen
41	AdH 1	Gießen	Gießen
40	AdH 1	Chemnitz	
	AdH 3	Jena	Jena
	AdH 1	Marburg	Marburg
	AdH 1	Münster	Münster
	AdH 1	Oldenburg	
	AdH 2	Saarbrücken/Homburg	
35	AdH 1	Bochum	
	AdH 1	Bonn	Bonn
	AdH 1	Erlangen-Nürnberg	Erlangen-Nürnberg
	AdH 1	Erlangen-Nürnberg/ Bayreuth	
	ZEQ	Hannover	Hannover
	AdH 1	Lübeck	
33	AdH 2	Rostock	Rostock
30	AdH 1	Dresden	Dresden
	AdH 1	Göttingen	Göttingen
	AdH 2	Greifswald	Greifswald

Tabelle 4:   Fortsetzung

Gewichtung in Prozent	Quote	Standort und Studiengang	
		Humanmedizin	Zahnmedizin
30	AdH 1	Halle-Wittenberg	Halle-Wittenberg
	AdH 1	Hannover	Hannover
	AdH 2	Hannover	Hannover
	ZEQ	Jena	Jena
	AdH 1	Kiel	Kiel
	AdH 1	Leipzig	Leipzig
	AdH 1	Regensburg	Regensburg
	AdH 1	Würzburg	Würzburg
29	AdH 1	Düsseldorf	Düsseldorf
25	ZEQ		Freiburg
24	AdH 1	München	München
20	ZEQ	Chemnitz	
15	AdH 2	Düsseldorf	Düsseldorf
10	AdH 2	Göttingen	Göttingen
	AdH 1	Jena	Jena
	AdH 1	Saarbrücken/Homburg	Saarbrücken/Homburg
5	AdH 1	Aachen	
	AdH 3	Chemnitz	

Interviews/Multiple Mini-Interviews (MMIs)

Aktuell gibt es nur 3 Standorte, die Interviewverfahren zur Auswahl geeigneter Studentinnen einsetzen. Dies sind:

a) *TU Dresden/Chemnitz:* Hier gibt es vier Interviewstationen (klassisches Interview und MMIs).

b) *Greifswald:* Hier gib es ein klassisches Interview von mindestens 20 Minuten Dauer.

c) *Heidelberg:* Hier gibt es mehrere Interviewstationen (MMIs).

Bei allen Interviews/MMIs wird im Nachgang an das Auswahlverfahren ein Ergebnis (Punktwert) zugeschickt, das die Bewerberin bei der Bewerbung bei Hochschulstart angeben kann. Wie bei den Studierfähigkeitstests gibt es auch hier eine feste Formel, wie das Ergebnis an dem jeweiligen Standort zur Auswahl der Studentinnen berücksichtigt wird (vgl. Tabelle 5).

Formel Interview-Punktwert pro Standort im AdH und ZEQ für eine Bewerberin:

$$\text{Test}_{\text{Punkte}} = \frac{\text{Wert Bewerber}}{100} \times \text{Gewicht Test Standort}$$

Tabelle 5:   Gewichtung der Interviewverfahren pro Standort, Studienrichtung und Quote (beginnend mit dem höchsten Wert)

Gewichtung in Prozent	Quote	Standort und Studiengang	
		Humanmedizin	Zahnmedizin
90	AdH 3	Greifswald	Greifswald
	AdH 3	TU Dresden/Chemnitz	
60	ZEQ	TU Dresden/Chemnitz	
50	ZEQ	Heidelberg	
20	AdH 2	TU Dresden/Chemnitz	

Berufsausbildungen

Das ist ein wichtiges Auswahlkriterium. Hier gibt es für die Human- und Zahnmedizin eine Liste an anerkannten Ausbildungsberufen für einen Bonus in der ZEQ und den AdH (vgl. Kasten).

Anerkannte Berufsausbildungen

Für Human- und Zahnmedizin:
- Altenpflegerin
- Anästhesietechnische Assistentin
- Arzthelferin
- Biologielaborantin
- Chemielaborantin

- Diätassistentin
- Ergotherapeutin
- Gesundheits- und Kinderkrankenpflegerin
- Gesundheits- und Krankenpflegerin
- Hebamme/Entbindungspfleger
- Kinderkrankenschwester/Kinderkrankenpfleger
- Krankenschwester/Krankenpfleger
- Logopädin
- Medizinische Fachangestellte
- Medizinisch-technische Assistentin (MTA)
- Medizinisch-technische Assistentin – Funktionsdiagnostik
- Medizinisch-technische Laboratoriumsassistentin
- Medizinisch-technische Radiologieassistentin
- Medizinlaborantin
- Notfallsanitäterin
- Operationstechnische Angestellte
- Operationstechnische Assistentin
- Orthoptistin
- Physiotherapeutin
- Radiologisch-technische Assistentin (RTA)
- Rettungsassistentin
- Veterinärmedizinisch-technische Assistentin

Nur für Zahnmedizin:
- Stomatologische Schwester/Stomatologischer Pfleger
- Zahnarzthelferin
- Zahnärztliche Helferin
- Zahnmedizinische Fachangestellte
- Zahntechnikerin

Je nach Standort und Quote gibt es für eine Berufsausbildung Punkte (vgl. Tabelle 6). Allerdings berücksichtigen bei weitem nicht alle Standorte eine Ausbildung als Auswahlkriterium. Anders als bei den vorherigen Auswahlkriterien gibt es hier keine Formel, sondern eine Ja-Nein-Abfrage. Hat die Bewerberin eine anerkannte abgeschlossene Ausbildung, ja oder nein? Wenn ja, gibt es pro Standort und Quote eine feste Punktzahl, wenn nein, dann gibt es null Punkte. Gewertet werden allerdings nur komplett abgeschlossene Ausbildungen, die für das Wintersemester bis zum 31. Juli und für das Sommersemester bis zum 31. Januar des jeweiligen Jahres nachgewiesen werden müssen. Wer noch in Ausbildung ist und den Abschluss nicht fristgerecht nachweisen kann, erhält null Punkte. Es kann natürlich auch nur einmalig eine Ausbildung gewertet werden, wer zwei Ausbildungen hat, erhält die Bonuspunkte trotzdem nur einmalig.

Gewichtung der Punktwerte aus Berufsausbildungen:

Hier ist die Punktzahl immer gleich der Gewichtung im AdH oder ZEQ, da es ja immer nur volle Punktzahl oder null Punkte gibt.

Tabelle 6: Gewichtung einer anerkannten, abgeschlossenen Ausbildung pro Standort, Studienrichtung und Quote (beginnend mit dem höchsten Wert)

Gewichtung in Prozent	Quote	Standort und Studiengang	
		Humanmedizin	Zahnmedizin
65	ZEQ	Hannover	Hannover
60	AdH 2	Greifswald	Greifswald
55	AdH 3	Jena	Jena
50	AdH 3	Aachen	
	ZEQ	Aachen	Aachen
	AdH 2	Düsseldorf	Düsseldorf
	ZEQ		Freiburg
40	ZEQ	Augsburg	
	ZEQ	Berlin	Berlin
	ZEQ	Erlangen-Nürnberg	Erlangen-Nürnberg
	ZEQ	Erlangen-Nürnberg/ Bayreuth	
	ZEQ	Göttingen	Göttingen
	ZEQ	München	München
	ZEQ	Regensburg	Regensburg
	ZEQ	Saarbrücken/Homburg	Saarbrücken/Homburg
	ZEQ	Würzburg	Würzburg

Tabelle 6:   Fortsetzung

| Gewichtung in Prozent | Quote | Standort und Studiengang | |
		Humanmedizin	Zahnmedizin
33	AdH 2	Rostock	Rostock
30	AdH 2	Göttingen	Göttingen
	ZEQ	Halle-Wittenberg	Halle-Wittenberg
	ZEQ	Jena	Jena
	ZEQ	Kiel	Kiel
25	ZEQ	Magdeburg	
24	ZEQ	Freiburg	
20	ZEQ	Chemnitz	
	AdH 1	Dresden	Dresden
	ZEQ	Dresden	Dresden
	AdH 2	Hannover	Hannover
	ZEQ	Lübeck	
	AdH 3	Saarbrücken/Homburg	Saarbrücken/Homburg
15	AdH 3	Magdeburg	
	ZEQ	Tübingen	Tübingen
10	AdH 1		Aachen
	AdH 1	Freiburg	Freiburg
	AdH 1	Kiel	Kiel
	AdH 1	Köln	Köln
	AdH 1	Leipzig	Leipzig
	ZEQ	Leipzig	Leipzig
	AdH 1	Marburg	Marburg
	AdH 1	München	München
	ZEQ	Münster	Münster
	AdH 1	Oldenburg	
9	AdH 1	Lübeck	

Tabelle 6: Fortsetzung

Gewichtung in Prozent	Quote	Standort und Studiengang	
		Humanmedizin	**Zahnmedizin**
7	AdH 1	Tübingen	Tübingen
6	AdH 1	Ulm	Ulm
5	AdH 1	Bonn	Bonn
	AdH 2	Chemnitz	
	AdH 1	Erlangen-Nürnberg	Erlangen-Nürnberg
	AdH 1	Erlangen-Nürnberg/ Bayreuth	
	AdH 1	Frankfurt am Main	Frankfurt am Main
	ZEQ	Frankfurt am Main	Frankfurt am Main
	AdH 1	Halle-Wittenberg	Halle-Wittenberg
	AdH 1	Jena	Jena
	AdH 2	Jena	Jena
	AdH 1	Mainz	Mainz
	ZEQ	Mainz	Mainz
	ZEQ	Marburg	Marburg
	ZEQ	Oldenburg	
	AdH 1	Regensburg	Regensburg
4	AdH 1	Gießen	Gießen
	ZEQ	Gießen	Gießen
	AdH 1	Heidelberg	Heidelberg
	ZEQ	Heidelberg	Heidelberg
	AdH 1	Heidelberg/Mannheim	
	ZEQ	Heidelberg/Mannheim	
	ZEQ	Ulm	Ulm
3	AdH 2	Augsburg	
	AdH 1	Bochum	

Berufstätigkeit

Eine im Auswahlverfahren zu berücksichtigende (fachlich einschlägige) Berufstätigkeit kann nur im Anschluss an eine der anerkannten oben aufgeführten Berufsausbildungen stattfinden. Die Bewerberin muss mindestens 12 Monate Berufstätigkeit in dem fachlich einschlägigen Beruf nachweisen, um hier die von dem jeweiligen Standort in der jeweiligen Quote zu vergebenden Punkte zu erhalten. Allerdings gibt es nicht viele Standorte, die für eine Berufstätigkeit überhaupt Punkte vergeben und wenn, dann meist auch nur mit geringer Gewichtung (vgl. Tabelle 7).

Auch für den Nachweis der 12-monatigen Berufstätigkeit gilt der 31. Juli für das Wintersemester und der 31. Januar für das Sommersemester als Stichtag für das Erreichen der Mindestdauer.

Tabelle 7: Gewichtung einer fachlich einschlägigen Berufstätigkeit pro Standort, Studienrichtung und Quote (beginnend mit dem höchsten Wert)

Gewichtung in Prozent	Quote	Standort und Studiengang	
		Humanmedizin	Zahnmedizin
25	ZEQ	Magdeburg	
20	AdH 2	Bielefeld	
10	ZEQ	Berlin	Berlin
	ZEQ	Freiburg	
	ZEQ	Kiel	Kiel
5	ZEQ	Frankfurt am Main	Frankfurt am Main
	ZEQ	Marburg	Marburg
	ZEQ	Tübingen	Tübingen
4	ZEQ		Freiburg
3	AdH 1	Mainz	Mainz
	ZEQ	Mainz	Mainz
2	AdH 1	Freiburg	Freiburg
	AdH 1	Gießen	Gießen
	ZEQ	Gießen	Gießen
	AdH 1	Heidelberg	Heidelberg

Tabelle 7:   Fortsetzung

Gewichtung in Prozent	Quote	Standort und Studiengang	
		Humanmedizin	Zahnmedizin
2	ZEQ	Heidelberg	Heidelberg
	AdH 1	Heidelberg/Mannheim	
	ZEQ	Heidelberg/Mannheim	
	ZEQ	Ulm	Ulm

Dienst/Ehrenamt

Dieses Auswahlkriterium fließt in ähnlicher Weise ein wie die oben geschilderten Berufsausbildungen. Hier gibt es für die Human- und Zahnmedizin wiederum eine Liste an anerkannten Diensten und Ehrenämtern für einen Bonus in der ZEQ und den AdH, wenn diese fachlich einschlägig sind (vgl. Kasten).

Anerkannte Dienste/Ehrenämter

Mindestdauer 11 Monate:
- Freiwilliges Soziales Jahr
- Freiwilliges Ökologisches Jahr
- Internationaler Jugendfreiwilligendient
- Bundesfreiwilligendienst
- Entwicklungspolitischer Freiwilligendienst Weltwärts
- Europäischer Freiwilligendienst
- Anderer Dienst im Ausland (ADIA)
- Zivildienst
- Freiwilliger Wehrdienst

Mindestdauer 24 Monate:
- Ehrenamt bei den Johannitern
- Ehrenamt bei den Maltesern
- Ehrenamt bei der Feuerwehr
- Ehrenamt bei der DLRG
- Ehrenamt beim ASB
- Ehrenamt beim DRK/DKMS
- Ehrenamt beim THW

Auch für den Nachweis des Dienstes oder des Ehrenamtes gilt der 31. Juli für das Wintersemester und der 31. Januar für das Sommersemester als Stichtag für das Erreichen der Mindestdauer.

Damit ein Dienst oder Ehrenamt anerkannt wird, muss die ausgeübte Tätigkeit fachlich einschlägig sein. Hier gilt abermals, dass nicht alle Standorte in der ZEQ oder den AdH Bonuspunkte für einen Dienst oder ein Ehrenamt vergeben (vgl. Tabelle 8). Wenn, dann gibt es dafür auch wieder volle Punktzahl oder null Punkte. Wer mehrere Dienste oder Ehrenämter nachweisen kann, bekommt trotzdem nur einmal den Bonus.

Was bedeutet fachlich einschlägig?

Der Dienst oder das Ehrenamt sind fachlich einschlägig, wenn die dort ausgeführten Tätigkeiten medizinisch sind (innerer Zusammenhang mit dem Studium). Außerdem sollte die Tätigkeit klar patientenorientiert sein. Dies müssen Bewerberinnen nachweisen. Beispiele für Tätigkeiten sind:
- Verbandswechsel und Wundversorgung,
- Kontrolle von Puls und Blutdruck,
- psychosoziale Betreuung von Patienten.

Tabelle 8: Gewichtung eines anerkannten, fachlich einschlägigen Dienstes oder Ehrenamtes pro Standort, Studienrichtung und Quote (beginnend mit dem höchsten Wert)

Gewichtung in Prozent	Quote	Standort und Studiengang	
		Humanmedizin	Zahnmedizin
30	ZEQ	Duisburg-Essen	
25	ZEQ	Greifswald	Greifswald
	ZEQ	Oldenburg	
20	AdH 1	Berlin	Berlin
	ZEQ		Freiburg
	AdH 1	Greifswald	Greifswald
	AdH 1	Hannover	Hannover
	ZEQ	Jena	Jena
	AdH 3	Saarbrücken/Homburg	Saarbrücken/Homburg

Tabelle 8:   Fortsetzung

Gewichtung in Prozent	Quote	Standort und Studiengang	
		Humanmedizin	Zahnmedizin
10	AdH 2	Aachen	
	AdH 1	Bielefeld	
	AdH 1	Dresden	Dresden
	ZEQ	Dresden	Dresden
	AdH 1	Duisburg-Essen	
	AdH 1	Göttingen	Göttingen
	ZEQ	Tübingen	Tübingen
8	AdH 1	München	München
6	AdH 1	Tübingen	Tübingen
5	AdH 1	Chemnitz	
	AdH 2	Chemnitz	
	AdH 3	Greifswald	Greifswald
	ZEQ		Hamburg
	ZEQ	Marburg	Marburg
	AdH 1	Regensburg	Regensburg
	AdH 1	Würzburg	Würzburg
4	ZEQ	Freiburg	
3	AdH 1	Düsseldorf	Düsseldorf
	AdH 1		Freiburg
	AdH 1	Lübeck	
	AdH 1	Magdeburg	
	AdH 1	Münster	Münster
	AdH 2	Oldenburg	

Tabelle 8:   Fortsetzung

Gewichtung in Prozent	Quote	Standort und Studiengang	
		Humanmedizin	Zahnmedizin
2	AdH 2	Augsburg	
	AdH 1	Bochum	
	AdH 1	Freiburg	
	AdH 1	Heidelberg	Heidelberg
	ZEQ	Heidelberg	Heidelberg
	AdH 1	Heidelberg/Mannheim	
	ZEQ	Heidelberg/Mannheim	
	AdH 1	Ulm	Ulm
	ZEQ	Ulm	Ulm
1	AdH 2	Düsseldorf	Düsseldorf

Preise/Wettbewerbe

Dies ist nach meiner Erfahrung ein sehr seltener Bonus, den nur sehr wenige Bewerberinnen nachweisen können. Vermutlich liegt es daran, dass pro Jahr nur sehr wenige diese Auszeichnungen erhalten. Anerkannt sind

- ein 1. bis 3. Platz auf Bundesebene in „Jugend forscht" in den Bereichen Biologie, Chemie, Physik, Mathematik und Technik sowie
- Preisträgerinnen im Auswahlwettbewerb zur internationalen Olympiade in den Bereichen Biologie, Chemie, Physik, Mathematik oder Informatik.

Natürlich können auch hier die Bonuspunkte im ZEQ oder AdH nur einmalig gewertet werden (vgl. Tabelle 9). Wer gar mehrere dieser Preise eingeheimst hat, bekommt trotzdem nur einmal die Bonuspunkte.

Tabelle 9: Gewichtung von Preisen und Wettbewerben pro Standort, Studienrichtung und Quote (beginnend mit dem höchsten Wert)

Gewichtung in Prozent	Quote	Standort und Studiengang	
		Humanmedizin	**Zahnmedizin**
25	ZEQ	Greifswald	Greifswald
20	ZEQ	Jena	Jena
	AdH 2	Saarbrücken/Homburg	
10	AdH 1	Greifswald	Greifswald
	ZEQ	Kiel	Kiel
7	AdH 1	München	München
5	ZEQ	Lübeck	
	ZEQ	Marburg	Marburg
	ZEQ	Oldenburg	
	AdH 1	Würzburg	Würzburg
4	AdH 1	Gießen	Gießen
	ZEQ	Gießen	Gießen
3	AdH 1	Lübeck	
2	AdH 1	Freiburg	
	ZEQ	Freiburg	
	AdH 1	Heidelberg	Heidelberg
	ZEQ	Heidelberg	Heidelberg
	AdH 1	Heidelberg/Mannheim	
	ZEQ	Heidelberg/Mannheim	
	AdH 1	Magdeburg	
	AdH 1	Mainz	Mainz
	ZEQ	Mainz	Mainz
	AdH 1	Tübingen	
	AdH 1	Ulm	Ulm
	ZEQ	Ulm	Ulm

Tabelle 9:   Fortsetzung

| Gewichtung in Prozent | Quote | Standort und Studiengang | |
		Humanmedizin	Zahnmedizin
1	AdH 1		Freiburg
	ZEQ		Freiburg
	AdH 1	Münster	Münster

5.4.2   Abiturbestenquote

30 % der Studienplätze werden über die Abiturbestenquote verteilt. In der Abiturbestenquote messen sich die Bewerberinnen zunächst nur mit anderen Bewerberinnen, die im gleichen Bundesland Abitur gemacht haben. Dazu werden alle Bewerberinnen aus einem Bundesland anhand ihrer Abiturpunktzahl in eine Rangliste einsortiert, beginnend mit der höchsten Punktzahl und dann absteigend. Nachrangiges Kriterium bei Ranggleichheit ist zunächst ein möglicher Dienst und wenn dann immer noch Ranggleichheit herrscht, entscheidet das Los.

Für die Verteilung auf die Standorte werden ebenfalls Ranglisten für jeden einzelnen Standort erstellt. Dabei ist dann nicht mehr der Rangplatz der Liste des Bundeslandes entscheidend, sondern der HZB-Prozentrang einer Bewerberin, welchen Rangplatz sie auf der Liste einnimmt.

Tabelle 10 listet die Grenzwerte der Abiturbestenquote zum Wintersemester 2022/2023, Wintersemester 2021/2022 und Sommersemester 2023 sortiert nach Bundesländern auf, die an mindestens einem Standort noch zu einem Studienplatz in der Human- bzw. Zahnmedizin geführt hätten. An beliebten Standorten wie z. B. Münster oder Heidelberg waren die Grenzwerte allerdings für jedes Bundesland deutlich höher.

Tabelle 10:   Grenzwerte Abiturbestenquote zum Wintersemester 2021/2022, Wintersemester 2022/2023 und Sommersemester 2023 sortiert nach Bundesländern, die an mindestens einem Standort noch zu einem Studienplatz in der Human- bzw. Zahnmedizin geführt hätten

| Bundesland | Minimum | | | | | | |
| | Humanmedizin | | | Zahnmedizin | | |
	WiSe 21/22	WiSe 22/23	SoSe 23	WiSe 21/22	WiSe 22/23	SoSe 23
Baden-Württemberg	813	814	814	791	796	790
Bayern	808	810	802	787	790	778
Berlin	812	814	830	791	797	807
Brandenburg	825	825	845	807	810	808
Bremen	805	814	790	781	788	777
Hamburg	810	811	808	788	797	787
Hessen	814	814	816	789	796	793
Mecklenburg-Vorpommern	827	825	814	807	812	777
Niedersachsen	794	796	788	765	774	760
Nordrhein-Westfalen	816	815	812	797	798	792
Rheinland-Pfalz	806	806	808	778	787	780
Saarland	831	839	825	810	823	804
Sachsen	824	824	794	807	807	772
Sachsen-Anhalt	808	812	788	790	790	764
Schleswig-Holstein	795	794	796	771	770	755
Thüringen	828	828	810	809	812	793

5.4.3 Die Zusätzliche Eignungsquote (ZEQ) und Auswahlverfahren der Hochschulen (AdH) für die Humanmedizin und Zahnmedizin

Wer seinen Punktwert im ZEQ oder AdH ausrechnen möchte, muss leider den Taschenrechner bemühen oder z. B. den Medi-Ranger bzw. Denti-Ranger bemühen.

Onlinerechner und Apps zur Vorhersage eines Studienplatzes

Hier empfehle ich den Medi- und Denti-Ranger des Studierendenauswahl-Verbundes (stav). Dahinter stecken mehrere öffentliche Universitäten, die mit den Daten von Hochschulstart arbeiten (siehe die in regelmäßigen Abständen aktualisierte Linkliste im Downloadbereich zum Buch und die „Hinweise zu den Online-Materialien" im Anhang).

Trotzdem ist es sicherlich sehr hilfreich, zu verstehen: Worauf legen die einzelnen Standorte Wert und welche konkreten Werte würde ich in den einzelnen Quoten pro Standort benötigen? Deshalb erkläre ich dir anhand der Abbildungen 5 und 6, wie du deine Zulassungschancen ausrechnen kannst.

Für die Berechnungen in der AdH-Quote empfehle ich, einen Rechner zu verwenden, da es sehr kompliziert ist, den HZB-Prozentrang zu ermitteln und entsprechend eine Punktzahl pro Standort zu errechnen.

Merke

Die Standorte dürfen in der AdH-Quote bis zu drei Unterquoten bilden, wenn sie wollen. Zum Beispiel gibt es deshalb in der Humanmedizin in Aachen ein AdH 1-, ein AdH 2- und ein AdH 3-Verfahren. Es muss dann aber auch genau geregelt werden, wie die prozentuale Verteilung der Studienplätze erfolgt. Beim Beispiel in Aachen werden 45 % der Studienplätze aus der AdH-Quote durch das AdH 1-Verfahren, 45 % durch das AdH 2-Verfahren und 10 % durch das AdH 3-Verfahren vergeben.

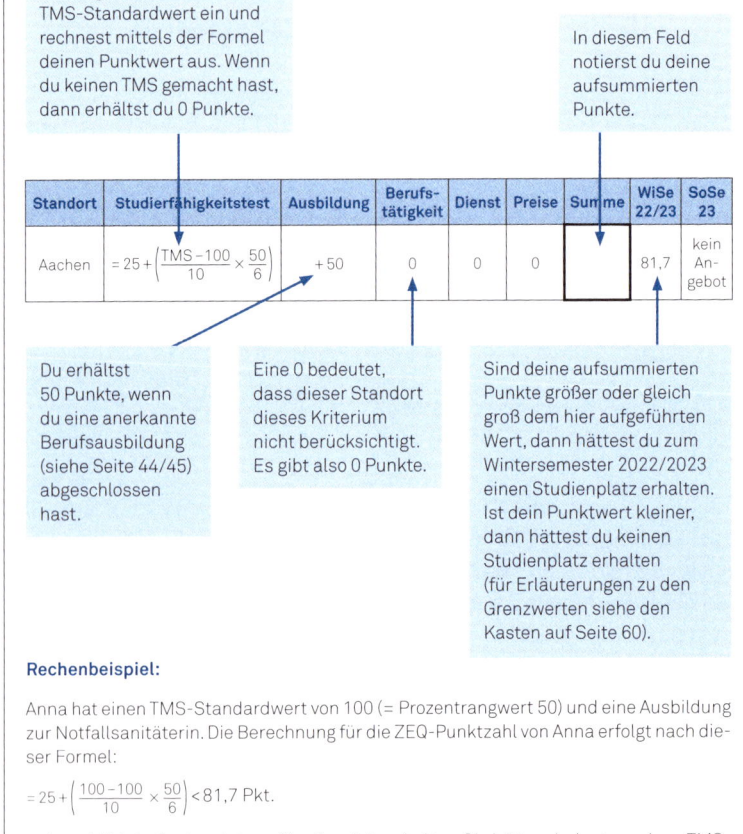

Hier fügst du deinen TMS-Standardwert ein und rechnest mittels der Formel deinen Punktwert aus. Wenn du keinen TMS gemacht hast, dann erhältst du 0 Punkte.

In diesem Feld notierst du deine aufsummierten Punkte.

Standort	Studierfähigkeitstest	Ausbildung	Berufs-tätigkeit	Dienst	Preise	Summe	WiSe 22/23	SoSe 23
Aachen	$= 25 + \left(\frac{TMS - 100}{10} \times \frac{50}{6} \right)$	$+ 50$	0	0	0		81,7	kein An-gebot

Du erhältst 50 Punkte, wenn du eine anerkannte Berufsausbildung (siehe Seite 44/45) abgeschlossen hast.

Eine 0 bedeutet, dass dieser Standort dieses Kriterium nicht berücksichtigt. Es gibt also 0 Punkte.

Sind deine aufsummierten Punkte größer oder gleich groß dem hier aufgeführten Wert, dann hättest du zum Wintersemester 2022/2023 einen Studienplatz erhalten. Ist dein Punktwert kleiner, dann hättest du keinen Studienplatz erhalten (für Erläuterungen zu den Grenzwerten siehe den Kasten auf Seite 60).

Rechenbeispiel:

Anna hat einen TMS-Standardwert von 100 (= Prozentrangwert 50) und eine Ausbildung zur Notfallsanitäterin. Die Berechnung für die ZEQ-Punktzahl von Anna erfolgt nach dieser Formel:

$$= 25 + \left(\frac{100 - 100}{10} \times \frac{50}{6} \right) < 81{,}7 \text{ Pkt.}$$

→ Anna hätte in Aachen keinen Studienplatz erhalten. Sie hätte mindestens einen TMS-Standardwert von 109 benötigt, damit sie zum Wintersemester 2022/2023 einen Studienplatz in der ZEQ in Aachen erhalten hätte.

Abbildung 5:   Berechnung der ZEQ-Punktzahl (Beispiel Aachen)

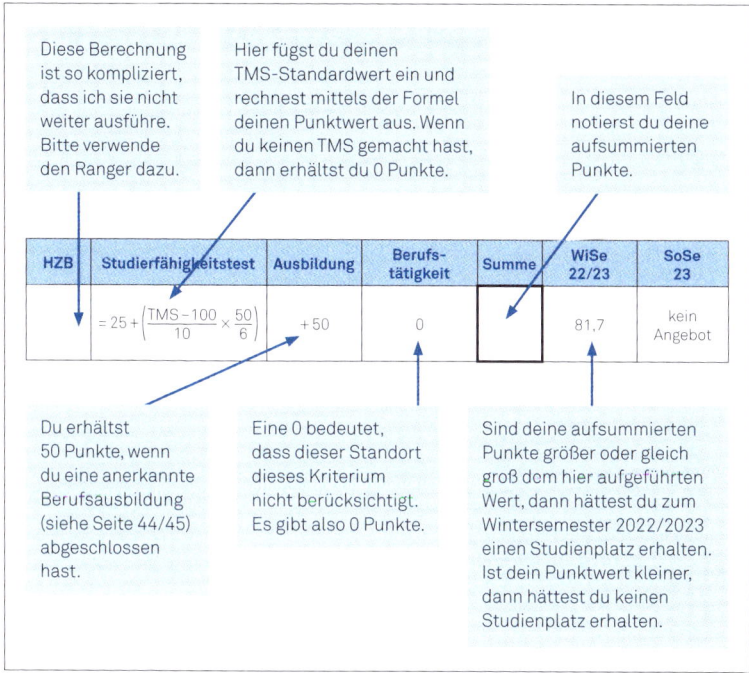

Abbildung 6:   Berechnung der AdH-Quote (Beispiel Aachen)

5.4.4   Berechnung der Zulassungschancen mit dem Medi-Ranger und dem Denti-Ranger

Der Studierendenauswahl-Verbund (stav) bietet einen Rechner für die Zahn- und Humanmedizin an, mit dem du auf Basis von historischen Daten von Hochschulstart deine Zulassungschancen für jeden Studienstandort abschätzen kannst. Damit erhältst du aber nur eine Aussage, wie es in dem vergangenen Verfahren gelaufen wäre. In zukünftigen Verfahren wird es immer leichte Abweichungen geben, da sich ja z.B. je nach Zahl der Bewerberinnen oder Leistungsstärke des Abiturjahrgangs Grenzwerte verschieben können. Außerdem können auch die Standorte leichte Veränderungen in den zu vergebenden Punkten vornehmen, die dann wiederum zu veränderten Auswahlgrenzen führen werden.

Was sind eigentlich genau Grenzwerte bzw. Auswahlgrenzen?

Dies sind immer Werte aus der Vergangenheit und sie geben Auskunft darüber, bis zu welchem Wert Bewerberinnen einen Studienplatz erhalten haben. Alle Bewerberinnen mit gleich großen oder höheren Werten haben einen Platz erhalten und die anderen nicht. In zukünftigen Verfahren bilden sich diese Grenzwerte aber immer neu. Alle Bewerberinnen werden anhand der Auswahlkriterien in eine Rangliste gepackt, und wenn z.B. im AdH-Verfahren an einem Standort 50 Plätze zur Verfügung stehen, dann werden diese Plätze anhand der Rangliste zugeteilt und nach Abschluss des Auswahlverfahrens ist der Punktwert der als letztes zugelassenen Bewerberin der Grenzwert bzw. die Auswahlgrenze des aktuellen Auswahlverfahrens.

Trotzdem ist die Aussage der Rechner eine sehr gute Orientierung, wie die Chancen für dich auf einen Studienplatz in der Human- oder Zahnmedizin stehen bzw. ist es hierüber möglich, herauszufinden, mit z.B. welchem TMS- oder HAM-Nat-Ergebnis du Chancen auf einen Studienplatz hast. Für die Zahnmedizin gibt es den Denti-Ranger und für die Humanmedizin den Medi-Ranger.

Wie benutze ich den Medi- und Denti-Ranger? Gehe auf die Linkliste im Downloadbereich zum Buch (vgl. „Hinweise zu den Online-Materialien" im Anhang) und rufe den für deinen Studienziel passenden Ranger auf. Die unten aufgeführte Erklärung zur Benutzung passt auf beide Ranger.

Für jede Quote bei Hochschulstart gibt es ein Berechnungsformular, in das du deine Werte eintragen kannst (siehe Abbildungen 7, 8 und 9).

Abiturbestenquote

Dieser Rechner wird für die meisten Bewerberinnen nicht interessant sein. Nur sehr gute Abiturnoten haben hier eine Chance. So sieht das aus:

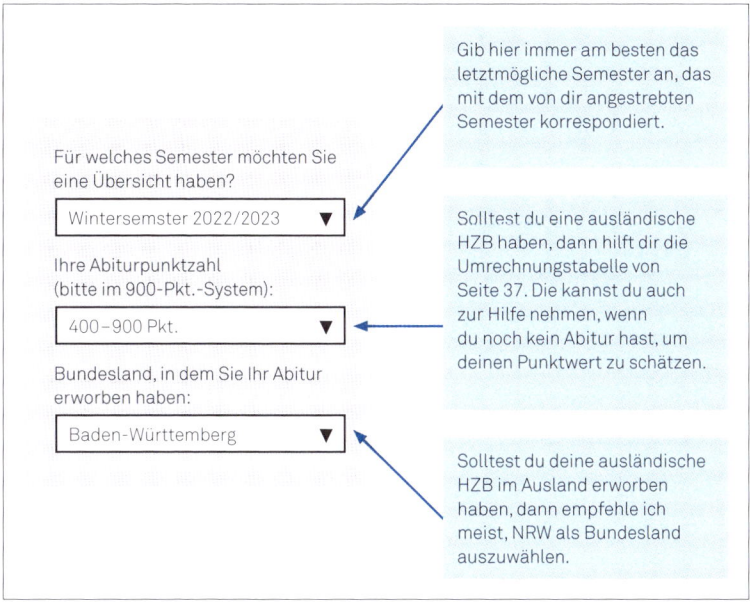

Abbildung 7:   Berechnungsformular für die Abiturbesten

Zusätzliche Eignungsquote (ZEQ)

Die ZEQ bietet Chancen für alle Bewerberinnen unabhängig von der Abiturnote. Sie ist damit insbesondere interessant für Abiturientinnen mit schlechten Abiturnoten.

AdH-Quote

Das AdH bietet Chancen für alle Abiturientinnen und hier werden die meisten Studienplätze vergeben. Je besser die Abiturnote ist, desto einfacher wird es aber auch.

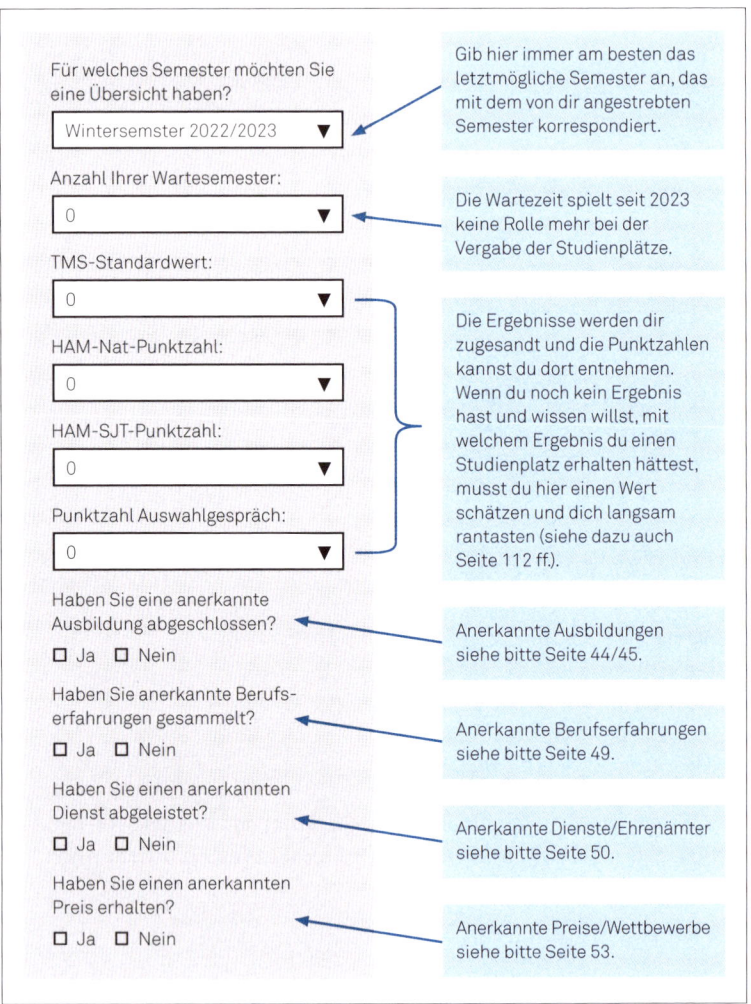

Für welches Semester möchten Sie eine Übersicht haben?

Wintersemester 2022/2023 ▼

Gib hier immer am besten das letztmögliche Semester an, das mit dem von dir angestrebten Semester korrespondiert.

Anzahl Ihrer Wartesemester:

0 ▼

Die Wartezeit spielt seit 2023 keine Rolle mehr bei der Vergabe der Studienplätze.

TMS-Standardwert:

0 ▼

HAM-Nat-Punktzahl:

0 ▼

HAM-SJT-Punktzahl:

0 ▼

Punktzahl Auswahlgespräch:

0 ▼

Die Ergebnisse werden dir zugesandt und die Punktzahlen kannst du dort entnehmen. Wenn du noch kein Ergebnis hast und wissen willst, mit welchem Ergebnis du einen Studienplatz erhalten hättest, musst du hier einen Wert schätzen und dich langsam rantasten (siehe dazu auch Seite 112 ff.).

Haben Sie eine anerkannte Ausbildung abgeschlossen?

☐ Ja ☐ Nein

Anerkannte Ausbildungen siehe bitte Seite 44/45.

Haben Sie anerkannte Berufserfahrungen gesammelt?

☐ Ja ☐ Nein

Anerkannte Berufserfahrungen siehe bitte Seite 49.

Haben Sie einen anerkannten Dienst abgeleistet?

☐ Ja ☐ Nein

Anerkannte Dienste/Ehrenämter siehe bitte Seite 50.

Haben Sie einen anerkannten Preis erhalten?

☐ Ja ☐ Nein

Anerkannte Preise/Wettbewerbe siehe bitte Seite 53.

Abbildung 8:   Berechnungsformular für die Zusätzliche Eignungsquote (ZEQ)

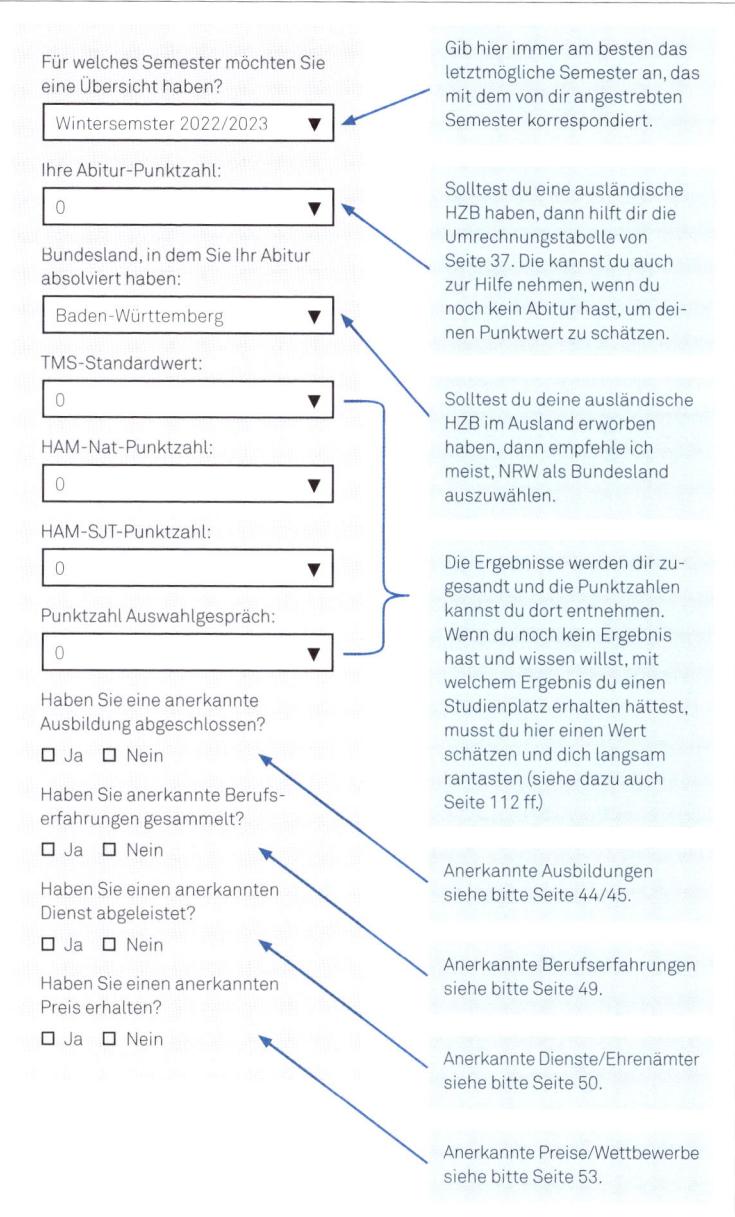

Abbildung 9:   Berechnungsformular für die AdH-Quote

5.5   Das Dialogorientierte Serviceverfahren (DoSV) und das Zentrale Vergabeverfahren (ZV)

Das Dialogorientierte Serviceverfahren (DoSV) koordiniert die Bewerbungsprozesse von örtlich zulassungsbeschränkten Studiengängen und das Zentrale Vergabeverfahren (ZV) von den bundesweit zulassungsbeschränkten Studiengängen Human-, Tier-, Zahnmedizin und Pharmazie.

Hauptaufgabe des DoSV ist, dass jede Bewerberin nur genau einen Studienplatz erhält, und zwar den bestmöglichen, also den Studiengang, den sie am meisten bevorzugen würde. In früheren Jahren war es immer ein riesiges Problem, wenn Bewerberinnen ganz viele Studienangebote vorliegen hatten, aber nur eines wahrnehmen konnten. Dadurch blieben immer wieder viele Studienplätze unbesetzt, da die Unis es nicht geschafft haben, alle Plätze rechtzeitig weiterzugeben, obwohl es mehr als genug Interessentinnen gab. Mit dem 2020 eingeführten DoSV wird dies nun weitestgehend verhindert. Hochschulstart schreibt dazu:

> Dieses System ist also im Prinzip ein Kommunikationsknotenpunkt, der die Wünsche der Bewerber*innen mit den Kapazitäten der Hochschulen so übereinbringt, dass Studienplätze bundesweit „systematisch verteilt" werden können – und das so zügig, dass komplizierte lokale Nachrückprozesse allerorts überflüssig werden. (Quelle: www.hochschulstart.de/informieren-planen/verfahrensdetails)

Im DoSV dürfen Bewerberinnen bis zu 12 Studienwünsche angeben, und dabei können sowohl örtlich zulassungsbeschränkte Studiengänge als auch bundesweit zulassungsbeschränkte Studiengänge berücksichtigt werden.

Das Zentrale Vergabeverfahren (ZV) regelt die bundesweit zulassungsbeschränkten Studiengänge Human-, Zahn-, Tiermedizin und Pharmazie. Das ZV wird dabei in das DoSV integriert und sorgt dafür, dass Bewerberinnen immer nur einen Studienplatz bzw. im ZV dann auch nur einen Studienstandort erhalten.

Die Bewerbung für die Human- oder Zahnmedizin findet also immer über Hochschulstart statt und jede Bewerberin muss sich erstmal im DoSV-Bewerbungsportal registrieren. Von dort werden Bewerberinnen für eine Bewerbung in der Human- und Zahnmedizin zum Portal AntOn (Antrag Online) weitergeleitet, um ihre Bewerbung für das ZV einzugeben (vgl. Abbildung 10). In der Humanmedizin können Bewerberinnen bis zu 39 Studienstandorte angeben und in der Zahnmedizin bis zu 29 Studienstandorte.

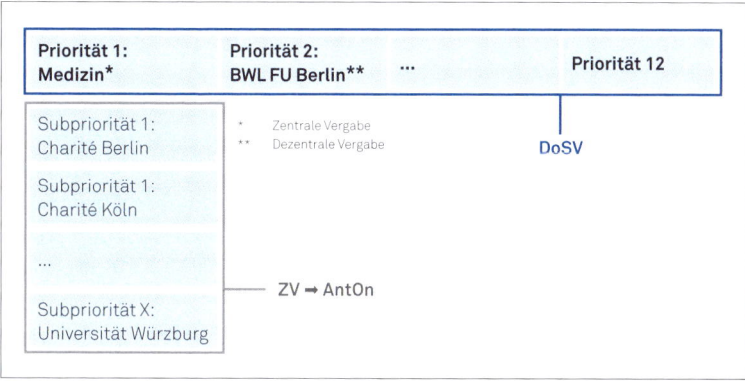

Abbildung 10:   Zusammenspiel von Dialogorientiertem Serviceverfahren (DoSV) und Zentralem Vergabeverfahren (ZV)

Die Verfahren folgen einem bestimmten Ablauf. Die erste Phase ist die Bewerbungsphase, die zweite die Koordinierungsphase und am Schluss folgt das koordinierte Nachrücken (vgl. Abbildung 11).

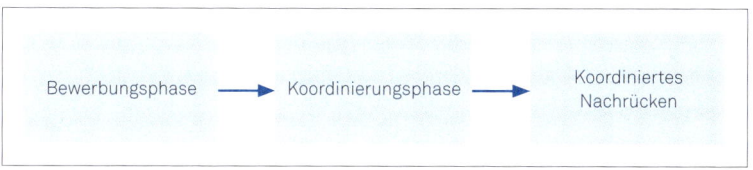

Abbildung 11:   Ablauf des Bewerbungsverfahrens für Human- und Zahnmedizin

5.5.1   Die Bewerbungsphase

Die Bewerbungsphase ist zum Wintersemester immer von Mitte April bis Mitte Juli und zum Sommersemester von Anfang Dezember bis Mitte Januar. Zum Wintersemester gibt es noch eine Unterscheidung in Alt- und Neu-Abiturientinnen. Alt-Abiturientinnen bewerben sich bis zum 31. Mai des Jahres und Neu-Abiturientinnen bis zum 15. Juli des jeweiligen Jahres. Zum Sommersemester gibt es diese Unterscheidung nicht.

Merke

Alt-Abiturientinnen sind Abiturientinnen, die nicht im Bewerbungsjahr ihr Abitur erhalten haben, sondern früher. Neu-Abiturientinnen sind Abiturientinnen, die im Bewerbungsjahr ihr Abitur erhalten haben.

So, nun aber ab zur Bewerbung. Viele haben Angst, bei der Bewerbung etwas falsch zu machen. Wenn du dir die notwendige Zeit nimmst und aufmerksam liest, dann ist es eigentlich ganz einfach. Aber richtig lesen ist wichtig! Die Form muss bei Hochschulstart eingehalten werden, sonst kann es in Ausnahmefällen tatsächlich passieren, dass eine Bewerbung ungültig ist.

Die Schritte der Bewerbung

1. Erstelle ein Benutzerkonto im DoSV. Dies funktioniert genauso, wie wenn du irgendwo anders im Internet ein Benutzerkonto eröffnest. Du musst jede Menge persönliche Daten eingeben. Wenn du bereits ein Benutzerkonto hast, kannst du dich dort einloggen und wieder bewerben.
2. Im DoSV-Bewerbungsportal suchst du dann unter „Studiengänge" nach „Zahnmedizin" oder „Humanmedizin".
3. Jetzt sollten dir auch entsprechende Studienangebote an bestimmten Standorten angeboten werden. Bitte klicke bei einem der Standorte auf die Lupe.
4. Um nun von der DoSV-Oberfläche zu AntOn (ZV-Oberfläche) zu gelangen, folgst du dem Link, um dich auf AntOn zu bewerben.
5. AntOn ist das Bewerbungsportal für Human, Tier-, Zahnmedizin und Pharmazie. Hier musst du dich registrieren, oder wenn du dich schon einmal beworben hast, kannst du dich einfach einloggen. Vorausgesetzt, du weißt dein Passwort noch.
6. Jetzt endlich können die einzelnen AntOn-Masken ausgefüllt werden. Vieles ist dabei selbsterklärend, ich mache deshalb nur Hinweise auf mögliche Missverständnisse bzw. Dinge, auf die du besonders achten solltest.
   – **Bewerbergruppe:** Die allermeisten Bewerberinnen gehören zu „keiner der vorgenannten besonderen Bewerbergruppen", da sie ein ganz normales Abitur haben.

- **HZB:** Hast du ein Abitur, in dem maximal 840 oder 900 Pkt. erreicht werden können? Das sollte auch auf deinem Abiturzeugnis stehen, meist auf der letzten Seite, wo auch deine Punktzahl notiert ist.

- **Auswahl der Studiengänge:** Bei der Auswahl der Studiengänge nimmst du deinen wichtigsten Studienwunsch auf Platz 1 (siehe hierzu die Erläuterungen unten: „Die Priorisierung"). Überlege dir auch genau, ob du weitere Studienwünsche wirklich angeben willst bzw. bereit wärst, ein solches Studium zu starten. Hier gilt nicht zwangsläufig „viel hilft viel", du hast aber auch keine Nachteile, wenn du weitere Studienwünsche angibst. Nur für das Nachrückverfahren kann das von Bedeutung sein (siehe Kapitel 5.5.3).

- **Studienorte:** Für den jeweiligen Studiengang kannst du nun Orte angeben. Für die Zahnmedizin gibt es zum Wintersemester 29 und zum Sommersemester 14 Standorte. In der Humanmedizin sind es 39 Standorte zum Wintersemester und 10 zum Sommersemester. Die Reihenfolge kannst du nach deinen eigenen Vorlieben festlegen, es hat keinen Nachteil oder Vorteil bei dem Auswahlverfahren, wenn du einen Standort höher oder niedriger priorisierst. Du solltest aber trotzdem genau darüber nachdenken, denn die Reihenfolge ist bindend und wird nacheinander abgearbeitet. Die höchstmögliche Priorität wird in einen Studienplatz umgewandelt.

- **Weitere Bewerbungsbestandteile – Dienst:** Hier kannst du einen abgeleisteten Freiwilligendienst angeben. Ab 6 Monaten Dauer gilt dieser als anerkannt und du hast eine Liste an Diensten, wo du per Drop-down-Button deinen entsprechenden Dienst aussuchen kannst. Dieser Dienst wird nicht für die Punktewertung im AdH oder der ZEQ berücksichtigt, sondern nur im Falle von Ranggleichheit oder bei bevorzugter Berücksichtigung.

- **Ausbildung:** Hier kannst du ebenfalls per Drop-down-Button eine abgeschlossene Ausbildung angeben. Diese muss abgeschlossen sein im Wintersemester bis spätestens zum 31. Juli und im Sommersemester bis spätestens zum 31. Januar (siehe Seite 44/45).

- **Berufstätigkeit:** Hier kannst du ebenfalls per Drop-down-Button eine 12-monatige Berufstätigkeit in einem der anerkannten Ausbildungsberufe angeben. Diese muss im Wintersemester bis spätestens zum 31. Juli und im Sommersemester bis zum 31. Januar abgeschlossen sein (siehe Seite 49).

- **Angaben zur außerschulischen Vorbildung:** Zum einen geht es hier um Dienste, die im AdH und der ZEQ boniert werden können.

Dafür müssen sie fachlich einschlägig sein und mindestens 11 Monate gedauert haben (siehe Seite 50). Zum anderen kannst du hier fachlich einschlägige Ehrenämter von mindestens 12-monatiger Dauer sowie Preise und Wettbewerbe angeben (siehe Seite 53).

– **Testergebnisse:** Wenn du ein Ergebnis im TMS, HAM-Nat, HAM-SJT, HAM-Man oder einem Interview nachweisen kannst, dann kannst du dieses hier angeben. Ein Ergebnis kann immer nur zu einer Verbesserung deiner Chancen führen, nicht zu einer Verschlechterung.

– **Fehler/Hinweise:** Bitte schau dir diesen Punkt genau an, hier wirst du auf mögliche Ungereimtheiten in deiner Bewerbung hingewiesen.

– **Daten übermitteln:** Damit schließt du deine Online-Bewerbung ab und übermittelst die Daten an Hochschulstart.

– **Der Papierkram:** Jetzt musst du den Antrag ausdrucken und unterschreiben. Die im Antrag aufgeführten Nachweise musst du entsprechend beilegen und mit versenden. Bitte schicke die Unterlagen mit der normalen Post oder per „Einwurf-Einschreiben". Bitte nicht als normales Einschreiben verschicken, das nimmt Hochschulstart nicht an.

Die Priorisierung

Die Priorisierung spiegelt deine Wünsche wider. Du kannst im DoSV bis zu 12 Studienwünsche angeben und die Priorisierung gibt diesen Wünschen eine Reihenfolge. Der am höchsten priorisierte Studienwunsch ist der wichtigste für dich, der am zweithöchsten priorisierte der zweitwichtigste und so weiter. Im ZV bei AntOn kannst du für die Zahn- und Humanmedizin auch deine Standorte priorisieren. Hier gilt die gleiche Systematik wie bei den Studienwünschen. Hochschulstart versucht im Koordinierungsverfahren, dir deinen höchstmöglichen Studienwunsch und Studienort zu ermöglichen.

Hast du zum Beispiel als wichtigsten Studienwunsch Humanmedizin angegeben und als wichtigsten Studienort Köln, dann versucht Hochschulstart im Koordinierungsverfahren, diese Wünsche zu erfüllen. Erst wenn absolut klar ist, dass dir dieser Wunsch nicht erfüllt werden kann, versucht Hochschulstart, dir deinen zweitwichtigsten Ortswunsch in der Humanmedizin zu erfüllen. Erst wenn auch klar ist, dass dieser nicht erfüllt werden kann, dann geht es zum dritten Ortswunsch und so weiter. Sollte irgendwann klar sein, dass du keinen Studienplatz in der Humanmedizin erhalten kannst, dann würde Hochschulstart versuchen, ob du deinen zweiten Studienwunsch erhalten kannst, falls du überhaupt einen angegeben hast.

Wichtig ist, dass du immer deine wichtigsten Wünsche am höchsten priorisierst. Du hast an einem Standort bzw. Studienwunsch keine besseren oder schlechteren Chancen, wenn du ihn höher oder niedriger priorisierst. Die Chancen bleiben immer gleich.

5.5.2   Das Koordinierungsverfahren

Wenn das Koordinierungsverfahren beginnt, werden alle eingegangenen Bewerbungen überprüft und nach den Auswahlkriterien in Ranglisten je nach Studienwunsch, Quote und Standort sortiert.

Wenn du dich im DoSV einloggst, kannst du unter „Meine Daten" und dort unter „Meine festen Bewerbungsbestandteile" den Eingang deiner Daten einsehen.

Eine Rangliste für einen bestimmten Standort sieht zum Beispiel so aus (vgl. Abbildung 12):

Platz 1	Bewerberin xy	80,2 Pkt.
Platz 2	Bewerberin xy	79,9 Pkt.
Platz 3	Bewerberin xy	79,5 Pkt.
...	...	...
...	...	...
Platz 58	Bewerberin xy	64,3 Pkt.
Zulassungsgrenze		
Platz 59	Bewerberin xy	64,1 Pkt.
...	...	...

Abbildung 12:   Beispielhafte Rangliste für den Studiengang Humanmedizin, ZEQ Marburg

Da jeder Standort für bestimmte Quoten nur eine begrenzte Anzahl an Studienplätzen zur Verfügung stellen kann, gibt es ab einem bestimmten Rangplatz immer eine Zulassungsgrenze. Den Bereich, in dem Bewerberinnen einen Studienplatz erhalten können, nennt man zulassungsfähigen Bereich. Alle Bewerberinnen unterhalb der Zulassungsgrenze erhalten vorerst keinen Studienplatz.

Die Koordinierungsphase ist ein hochdynamischer Prozess. Am Anfang werden die meisten deiner Bewerbungen vermutlich im nicht zulassungsfähigen Bereich liegen. Dann steht bei dir, wenn du dich im DoSV einloggst, „Zulassungsangebot aktuell nicht möglich". Sobald aber die Koordinierung losgeht, können Bewerbungen in den zulassungsfähigen Bereich rutschen. Das geschieht, wenn Bewerberinnen oberhalb der Zulassungsgrenze aus der Liste gestrichen werden, weil sie einen anderen Studienplatz erhalten und angenommen haben.

Für diesen dynamischen Prozess braucht es Koordinierungsregeln. Hier gibt es im Hauptverfahren drei Regeln:

1. Gibt es eine aktive Bewerbung und es liegt genau eine Zusage im zulassungsfähigen Bereich, dann wird eine Zulassung ausgesprochen. Damit scheidest du aus dem Bewerbungsprozess aus und erhältst eine Zusage.

2. Liegen mehrere aktive Bewerbungen im zulassungsfähigen Bereich, werden die jeweiligen Studienangebote ausgegeben. Das am höchsten priorisierte Zulassungsangebot wird dann in eine Zulassung gewandelt. Damit scheidest du aus dem Bewerbungsprozess aus und erhältst eine Zusage.

3. Sind mindestens zwei Bewerbungen im zulassungsfähigen Bereich und andere nicht, so werden die möglichen Zulassungsangebote ausgesprochen. Das niedriger priorisierte Angebot entfällt. Das höher priorisierte und alle noch nicht im zulassungsfähigen Bereich befindlichen Bewerbungen bleiben bestehen. Der Bewerbungsprozess geht weiter, da noch weitere Zulassungsangebote kommen können.

Du kannst im DoSV auch manuell Zulassungen annehmen und ablehnen, wenn du möchtest. Das macht aber meist keinen Sinn, denn zum Ende des Verfahrens wird das am höchsten priorisierte Zulassungsangebot sowieso in eine Zulassung umgewandelt.

Wichtig ist, dass du verstehst, dass du die Koordinierungsphase einfach laufen lassen kannst, ohne etwas zu tun. Du musst nicht handeln. Wenn du einen Studienplatz erhalten kannst, dann wirst du diesen auch erhalten. Die höchstmögliche Priorität im Studienwunsch und Studienort wird automatisch am Ende des Koordinierungsprozesses in einen Studienplatz gewandelt.

5.5.3   Das Nachrückverfahren

Oder die letzte Hoffnung. Spätestens jetzt sind die meisten Bewerberinnen unruhig und klammern sich an die Hoffnung für das Nachrückverfahren. Im Nachrückverfahren werden die Studienplätze vergeben, die im Hauptverfahren nicht vergeben werden konnten. Das ist zum Beispiel der Fall, wenn eine Bewerberin ihren zugeteilten Studienplatz nicht antritt. Das könnte verschiedene Gründe haben, z. B. weil sie noch einen Freiwilligendienst ableisten möchte und den Studienplatz deshalb zurückstellt oder weil sie ganz einfach lieber etwas anderes studieren möchte.

Um am koordinierten Nachrücken teilnehmen zu können, musst du dich dafür anmelden. Wenn du keinen Studienplatz im Hauptverfahren erhalten hast, erhältst du von Hochschulstart eine Einladung, um am koordinierten Nachrücken teilzunehmen. Dafür musst du dich aktiv anmelden, sonst nimmst du nicht teil.

Achtung

Nehmen wir an, du hast dich für die Humanmedizin als Erstwunsch beworben und zusätzlich noch für die Psychologie an der FU Berlin als Zweitwunsch. Zum Ende des Koordinierungsverfahrens stellst du fest, dass du bei der Psychologie an der FU Berlin im zulassungsfähigen Bereich bist und in der Medizin an mehreren Standorten nahe an den Plätzen dran, aber noch nicht im zulassungsfähigen Bereich bist. Jetzt musst du dir sehr genau überlegen, ob du den Studienplatz an der FU Berlin aktiv ablehnst, um am Nachrückverfahren für die Medizin teilzunehmen. Denn sonst wird zum Ende der Koordinierungsphase der Studienplatz in Psychologie in eine Zusage gewandelt und du scheidest aus dem Bewerbungsprozess aus. Dann darfst du nicht mehr am koordinierten Nachrücken für die Humanmedizin teilnehmen.

Im koordinierten Nachrücken findet die Vergabe der Studienplätze auf eine recht simple Weise statt. Kommt eine Bewerbung in den zulassungsfähigen Bereich, so wird für diese Bewerbung sofort eine Zulassung vergeben und du scheidest aus dem Bewerbungsprozess aus. Dabei hat die Priorisierung keine Bedeutung mehr, es wird also nicht mehr geschaut, ob man dir einen höher priorisierten Studienplatz eventuell zu einem späteren Zeitpunkt noch anbieten könnte.

5.6   Die öffentlichen deutschen Unis im Überblick

In der Humanmedizin gibt es aktuell 39 öffentliche medizinische Fakultäten und in der Zahnmedizin sind es 29. Hier findest du einen Überblick aller Standorte.

Jeder Standort hat die Möglichkeit, aus dem durch Hochschulstart vorgegebenen Kriterienkatalog seine bevorzugt verwendeten Kriterien auszuwählen und kann die Gewichtung der Kriterien vorgeben. Die nachfolgenden Tabellen zeigen, wie die einzelnen Standorte dies pro Quote festgelegt haben und wie sie dementsprechend ihre Studienplätze vergeben.

Aachen

Aachen bietet in der Humanmedizin ca. 285 Studienplätze und in der Zahnmedizin ca. 66 Studienplätze an. In der Humanmedizin hat Aachen einen Modellstudiengang.

Tabelle 11:   Die Auswahlverfahren in der Human- und Zahnmedizin am Standort Aachen

Auswahl-verfahren	Auswahlkriterien in prozentualer Gewichtung pro Auswahlverfahren						
	Hochschul-zugangs-berechtigung	TMS	Anerkannte Ausbildung	Berufs-tätigkeit	Dienst	Preis	Inter-view
Humanmedizin							
Abiturbesten-quote	100						
ZEQ		50	50				

Tabelle 11: Fortsetzung

Auswahl-verfahren	Auswahlkriterien in prozentualer Gewichtung pro Auswahlverfahren						
	Hochschul-zugangs-berechtigung	TMS	Anerkannte Ausbildung	Berufs-tätigkeit	Dienst	Preis	Inter-view
AdH 1	95	5					
AdH 2	20	70			10		
AdH 3	50		50				
Zahnmedizin							
Abiturbesten-quote	100						
ZEQ		50	50				
AdH 1 (45 %)	95	5					
AdH 2 (45 %)	20	70			10		
AdH 3 (10 %)	50		50				

Augsburg

Augsburg bietet in der Humanmedizin ca. 84 Studienplätze an und hat einen Modellstudiengang.

Tabelle 12: Die Auswahlverfahren in der Humanmedizin am Standort Augsburg

Auswahl-verfahren	Auswahlkriterien in prozentualer Gewichtung pro Auswahlverfahren						
	Hochschul-zugangs-berechtigung	TMS	Anerkannte Ausbildung	Berufs-tätigkeit	Dienst	Preis	Inter-view
Abiturbesten-quote	100						
ZEQ		60	40				
AdH 1 (15 %)		100					
AdH 2 (85 %)	25	70	3				

Berlin

Berlin bietet in der Humanmedizin ca. 317 Studienplätze und in der Zahnmedizin ca. 48 Studienplätze an. In der Humanmedizin hat Berlin einen Modellstudiengang.

Tabelle 13: Die Auswahlverfahren in der Human- und Zahnmedizin am Standort Berlin

Auswahl-verfahren	Auswahlkriterien in prozentualer Gewichtung pro Auswahlverfahren						
	Hochschul-zugangs-berechtigung	TMS	Anerkannte Ausbildung	Berufs-tätigkeit	Dienst	Preis	Inter-view
Humanmedizin							
Abiturbesten-quote	100						
ZEQ		50	40	10			
AdH 1	20	60			20		
Zahnmedizin							
Abiturbesten-quote	100						
ZEQ		50	40	10			
AdH 1	20	60	20				

Bielefeld

Bielefeld bietet in der Humanmedizin ca. 60 Studienplätze an. In der Humanmedizin hat Bielefeld einen Modellstudiengang.

Tabelle 14: Die Auswahlverfahren in der Humanmedizin am Standort Bielefeld

Auswahl-verfahren	Auswahlkriterien in prozentualer Gewichtung pro Auswahlverfahren						
	Hochschul-zugangs-berechtigung	TMS	Anerkannte Ausbildung	Berufs-tätigkeit	Dienst	Preis	Inter-view
Abiturbesten-quote	100						
ZEQ		100					

Tabelle 14: Fortsetzung

Auswahl-verfahren	Auswahlkriterien in prozentualer Gewichtung pro Auswahlverfahren						
	Hochschul-zugangs-berechtigung	TMS	Anerkannte Ausbildung	Berufs-tätigkeit	Dienst	Preis	Inter-view
AdH 1 (20%)	90				10		
AdH 2 (30%)	80			20			
AdH 3 (50%)	50	50					

Bochum

Bochum bietet in der Humanmedizin ca. 335 Studienplätze an. In der Humanmedizin hat Bochum einen Modellstudiengang.

Tabelle 15: Die Auswahlverfahren in der Humanmedizin am Standort Bochum

Auswahl-verfahren	Auswahlkriterien in prozentualer Gewichtung pro Auswahlverfahren						
	Hochschul-zugangs-berechtigung	TMS	Anerkannte Ausbildung	Berufs-tätigkeit	Dienst	Preis	Inter-view
Abiturbesten-quote	100						
ZEQ		50	50				
AdH 1	60	35	3		2		

Bonn

Bonn bietet in der Humanmedizin ca. 326 Studienplätze und in der Zahnmedizin ca. 75 Studienplätze an. In der Humanmedizin hat Bonn einen Regelstudiengang.

Tabelle 16: Die Auswahlverfahren in der Human- und Zahnmedizin am Standort Bonn

Auswahl-verfahren	Auswahlkriterien in prozentualer Gewichtung pro Auswahlverfahren						
	Hochschul-zugangs-berechtigung	TMS	Anerkannte Ausbildung	Berufs-tätigkeit	Dienst	Preis	Inter-view
Humanmedizin							
Abiturbesten-quote	100						
ZEQ		100					
AdH 1	60	35	5				
Zahnmedizin							
Abiturbesten-quote	100						
ZEQ		100					
AdH 1	60	35	5				

Dresden

Dresden bietet in der Humanmedizin ca. 225 Studienplätze und in der Zahnmedizin ca. 56 Studienplätze an. In der Humanmedizin hat Dresden einen Modellstudiengang.

Tabelle 17: Die Auswahlverfahren in der Human- und Zahnmedizin am Standort Dresden

Auswahl-verfahren	Auswahlkriterien in prozentualer Gewichtung pro Auswahlverfahren						
	Hochschul-zugangs-berechtigung	TMS	Anerkannte Ausbildung	Berufs-tätigkeit	Dienst	Preis	Inter-view
Humanmedizin							
Abiturbesten-quote	100						
ZEQ		70	20		10		
AdH 1	40	30	20		10		

Tabelle 17:   Fortsetzung

Auswahl-verfahren	Auswahlkriterien in prozentualer Gewichtung pro Auswahlverfahren						
	Hochschul-zugangs-berechtigung	TMS	Anerkannte Ausbildung	Berufs-tätigkeit	Dienst	Preis	Inter-view
Zahnmedizin							
Abiturbesten-quote	100						
ZEQ		70	20		10		
AdH 1	40	30	20		10		

Dresden/Chemnitz

Dresden/Chemnitz bietet in der Humanmedizin ca. 50 Studienplätze an. Der vorklinische Teil des Studiums findet an der TU Dresden und der klinische Abschnitt im Klinikum Chemnitz statt. In der Humanmedizin hat Dresden/Chemnitz einen Modellstudiengang.

Tabelle 18:   Die Auswahlverfahren in der Humanmedizin am Standort Dresden/Chemnitz

Auswahl-verfahren	Auswahlkriterien in prozentualer Gewichtung pro Auswahlverfahren						
	Hochschul-zugangs-berechtigung	TMS	Anerkannte Ausbildung	Berufs-tätigkeit	Dienst	Preis	Inter-view
Abiturbesten-quote	100						
ZEQ		20	20				60
AdH 1 (25 %)	55	40			5		
AdH 2 (25 %)	20	50	5		5		20
AdH 3 (50 %)	5	5					90

Duisburg-Essen

Duisburg-Essen bietet in der Humanmedizin ca. 226 Studienplätze an. In der Humanmedizin hat Duisburg-Essen einen Regelstudiengang.

Tabelle 19: Die Auswahlverfahren in der Humanmedizin am Standort Duisburg-Essen

Auswahl-verfahren	Auswahlkriterien in prozentualer Gewichtung pro Auswahlverfahren						
	Hochschul-zugangs-berechtigung	TMS	Anerkannte Ausbildung	Berufs-tätigkeit	Dienst	Preis	Inter-view
Abiturbesten-quote	100						
ZEQ		30	40		30		
AdH 1	45	45			10		

Düsseldorf

Düsseldorf bietet in der Humanmedizin ca. 403 Studienplätze und in der Zahnmedizin ca. 53 Studienplätze an. In der Humanmedizin hat Düsseldorf einen Modellstudiengang.

Tabelle 20: Die Auswahlverfahren in der Human- und Zahnmedizin am Standort Düsseldorf

Auswahl-verfahren	Auswahlkriterien in prozentualer Gewichtung pro Auswahlverfahren						
	Hochschul-zugangs-berechtigung	TMS	Anerkannte Ausbildung	Berufs-tätigkeit	Dienst	Preis	Inter-view
Humanmedizin							
Abiturbesten-quote	100						
ZEQ		100					
AdH 1 (90 %)	68	29			3		
AdH 2 (10 %)	34	15	50		1		

Tabelle 20: Fortsetzung

Auswahl-verfahren	Auswahlkriterien in prozentualer Gewichtung pro Auswahlverfahren						
	Hochschul-zugangs-berechtigung	TMS	Anerkannte Ausbildung	Berufs-tätigkeit	Dienst	Preis	Inter-view
Zahnmedizin							
Abiturbesten-quote	100						
ZEQ		100					
AdH 1 (90 %)	68	29			3		
AdH 2 (10 %)	34	15	50		1		

Erlangen-Nürnberg

Erlangen-Nürnberg bietet in der Humanmedizin ca. 173 Studienplätze und in der Zahnmedizin ca. 55 Studienplätze an. In der Humanmedizin hat Erlangen-Nürnberg einen Regelstudiengang.

Tabelle 21: Die Auswahlverfahren in der Human- und Zahnmedizin am Standort Erlangen-Nürnberg

Auswahl-verfahren	Auswahlkriterien in prozentualer Gewichtung pro Auswahlverfahren						
	Hochschul-zugangs-berechtigung	TMS	Anerkannte Ausbildung	Berufs-tätigkeit	Dienst	Preis	Inter-view
Humanmedizin							
Abiturbesten-quote	100						
ZEQ		60	40				
AdH 1	60	35	5				
Zahnmedizin							
Abiturbesten-quote	100						
ZEQ		60	40				
AdH 1	60	35	5				

Erlangen-Nürnberg/Bayreuth

Erlangen-Nürnberg/Bayreuth bietet in der Humanmedizin ca. 55 Studienplätze an. Der vorklinische Teil des Studiums findet an der Uni Erlangen-Nürnberg und der klinische Abschnitt im Klinikum Bayreuth statt. In der Humanmedizin hat Erlangen-Nürnberg/Bayreuth einen Regelstudiengang.

Tabelle 22: Die Auswahlverfahren in der Humanmedizin am Standort Erlangen-Nürnberg/Bayreuth

Auswahl-verfahren	Auswahlkriterien in prozentualer Gewichtung pro Auswahlverfahren						
	Hochschul-zugangs-berechtigung	TMS	Anerkannte Ausbildung	Berufs-tätigkeit	Dienst	Preis	Inter-view
Abiturbesten-quote	100						
ZEQ		60	40				
AdH 1	60	35	5				

Frankfurt am Main

Frankfurt bietet in der Humanmedizin ca. 381 Studienplätze und in der Zahnmedizin ca. 40 Studienplätze an. In der Humanmedizin hat Frankfurt einen Regelstudiengang.

Tabelle 23: Die Auswahlverfahren in der Human- und Zahnmedizin am Standort Frankfurt am Main

Auswahl-verfahren	Auswahlkriterien in prozentualer Gewichtung pro Auswahlverfahren						
	Hochschul-zugangs-berechtigung	TMS	Anerkannte Ausbildung	Berufs-tätigkeit	Dienst	Preis	Inter-view
Humanmedizin							
Abiturbesten-quote	100						
ZEQ		90	5	5			
AdH 1	45	50	5				

Tabelle 23: Fortsetzung

Auswahl-verfahren	Auswahlkriterien in prozentualer Gewichtung pro Auswahlverfahren						
	Hochschul-zugangs-berechtigung	TMS	Anerkannte Ausbildung	Berufs-tätigkeit	Dienst	Preis	Inter-view
Zahnmedizin							
Abiturbesten-quote	100						
ZEQ		90	5	5			
AdH 1	45	50	5				

Freiburg

Freiburg bietet in der Humanmedizin ca. 368 Studienplätze und in der Zahnmedizin ca. 43 Studienplätze an. In der Humanmedizin hat Freiburg einen Regelstudiengang.

Tabelle 24: Die Auswahlverfahren in der Human- und Zahnmedizin am Standort Freiburg

Auswahl-verfahren	Auswahlkriterien in prozentualer Gewichtung pro Auswahlverfahren						
	Hochschul-zugangs-berechtigung	TMS	Anerkannte Ausbildung	Berufs-tätigkeit	Dienst	Preis	Inter-view
Humanmedizin							
Abiturbesten-quote	100						
ZEQ		25	50	4	20	1	
AdH 1	41	43	10	2	2	2	
Zahnmedizin							
Abiturbesten-quote	100						
ZEQ		25	50	4	20	1	
AdH 1	41	43	10	2	2	2	

Gießen

Gießen bietet in der Humanmedizin ca. 180 Studienplätze und in der Zahnmedizin ca. 34 Studienplätze an. In der Humanmedizin hat Gießen einen Regelstudiengang.

Tabelle 25:   Die Auswahlverfahren in der Human- und Zahnmedizin am Standort Gießen

Auswahl-verfahren	Auswahlkriterien in prozentualer Gewichtung pro Auswahlverfahren						
	Hochschul-zugangs-berechtigung	TMS	Anerkannte Ausbildung	Berufs-tätigkeit	Dienst	Preis	Inter-view
Humanmedizin							
Abiturbesten-quote	100						
ZEQ		90	4	2			
AdH 1	49	41	4	2		4	
Zahnmedizin							
Abiturbesten-quote	100						
ZEQ		90	4	2		4	
AdH 1	49	41	4	2		4	

Göttingen

Göttingen bietet in der Humanmedizin ca. 175 Studienplätze und in der Zahnmedizin ca. 44 Studienplätze an. In der Humanmedizin hat Göttingen einen Regelstudiengang.

Tabelle 26: Die Auswahlverfahren in der Human- und Zahnmedizin am Standort Göttingen

Auswahl-verfahren	Auswahlkriterien in prozentualer Gewichtung pro Auswahlverfahren						
	Hochschul-zugangs-berechtigung	TMS	Anerkannte Ausbildung	Berufs-tätigkeit	Dienst	Preis	Inter-view
Humanmedizin							
Abiturbesten-quote	100						
ZEQ		60	40				
AdH 1 (80 %)	60	30			10		
AdH 2 (20 %)	60	10	30				
Zahnmedizin							
Abiturbesten-quote	100						
ZEQ		60	40				
AdH 1 (80 %)	60	30			10		
AdH 2 (20 %)	60	10	30				

Greifswald

Greifswald bietet in der Humanmedizin ca. 191 Studienplätze und in der Zahnmedizin ca. 44 Studienplätze an. In der Humanmedizin hat Greifswald einen Regelstudiengang.

Tabelle 27: Die Auswahlverfahren in der Human- und Zahnmedizin am Standort Greifswald

Auswahl-verfahren	Auswahlkriterien in prozentualer Gewichtung pro Auswahlverfahren						
	Hochschul-zugangs-berechtigung	TMS	Anerkannte Ausbildung	Berufs-tätigkeit	Dienst	Preis	Inter-view
Humanmedizin							
Abiturbesten-quote	100						
ZEQ		50			25	25	

Tabelle 27: Fortsetzung

Auswahl-verfahren	Auswahlkriterien in prozentualer Gewichtung pro Auswahlverfahren						
	Hochschul-zugangs-berechtigung	TMS	Anerkannte Ausbildung	Berufs-tätigkeit	Dienst	Preis	Inter-view
AdH 1 (30 %)	70				20	10	
AdH 2 (20 %)	10	30	60				
AdH 3 (50 %)	5		5				90
Zahnmedizin							
Abiturbesten-quote	100						
ZEQ		50			25	25	
AdH 1 (30 %)	70				20	10	
AdH 2 (20 %)	10	30	60				
AdH 3 (50 %)	5		5				90

Halle-Wittenberg

Halle-Wittenberg bietet in der Humanmedizin ca. 229 Studienplätze und in der Zahnmedizin ca. 40 Studienplätze an. In der Humanmedizin hat Halle-Wittenberg einen Regelstudiengang.

Tabelle 28: Die Auswahlverfahren in der Human- und Zahnmedizin am Standort Halle-Wittenberg

Auswahl-verfahren	Auswahlkriterien in prozentualer Gewichtung pro Auswahlverfahren						
	Hochschul-zugangs-berechtigung	TMS	Anerkannte Ausbildung	Berufs-tätigkeit	Dienst	Preis	Inter-view
Humanmedizin							
Abiturbesten-quote	100						
ZEQ		50	50				
AdH 1	65	30	5				

Tabelle 28: Fortsetzung

Auswahl-verfahren	Auswahlkriterien in prozentualer Gewichtung pro Auswahlverfahren						
	Hochschul-zugangs-berechtigung	TMS	Anerkannte Ausbildung	Berufs-tätigkeit	Dienst	Preis	Inter-view
Zahnmedizin							
Abiturbesten-quote	100						
ZEQ		50	50				
AdH 1	65	30	5				

Hamburg

Hamburg bietet in der Humanmedizin ca. 355 Studienplätze und in der Zahnmedizin ca. 67 Studienplätze an. In der Humanmedizin hat Hamburg einen Modellstudiengang.

Tabelle 29: Die Auswahlverfahren in der Human- und Zahnmedizin am Standort Hamburg

Auswahl-verfahren	Auswahlkriterien in prozentualer Gewichtung pro Auswahlverfahren						
	Hochschul-zugangs-berechtigung	HAM-Nat/ HAM-SJT/ HAM-Man*	Aner-kannte Ausbil-dung	Berufs-tätig-keit	Dienst	Preis	Inter-view
Humanmedizin							
Abiturbesten-quote	100						
ZEQ		80/20					
AdH 1	40	40/20					
Zahnmedizin							
Abiturbesten-quote	100						
ZEQ		50/30/15		5			
AdH 1	25	30/30/15					

Anmerkung: *HAM-Man nur in der Zahnmedizin

Hannover

Hannover bietet in der Humanmedizin ca. 320 Studienplätze und in der Zahnmedizin ca. 67 Studienplätze an. In der Humanmedizin hat Hannover einen Modellstudiengang.

Tabelle 30: Die Auswahlverfahren in der Human- und Zahnmedizin am Standort Hannover

Auswahl-verfahren	Auswahlkriterien in prozentualer Gewichtung pro Auswahlverfahren						
	Hochschul-zugangs-berechtigung	TMS	Anerkannte Ausbildung	Berufs-tätigkeit	Dienst	Preis	Inter-view
Humanmedizin							
Abiturbesten-quote	100						
ZEQ		35	65				
AdH 1 (80 %)	50	30			20		
AdH 2 (20 %)	50	30	20		10		
Zahnmedizin							
Abiturbesten-quote	100						
ZEQ		35	65				
AdH 1 (80 %)	50	30			20		
AdH 2 (20 %)	50	30	20		10		

Heidelberg

Heidelberg bietet in der Humanmedizin ca. 350 Studienplätze und in der Zahnmedizin ca. 81 Studienplätze an. In der Humanmedizin hat Heidelberg einen Modellstudiengang.

Tabelle 31: Die Auswahlverfahren in der Human- und Zahnmedizin am Standort Heidelberg

Auswahl-verfahren	Auswahlkriterien in prozentualer Gewichtung pro Auswahlverfahren						
	Hochschul-zugangs-berechtigung	TMS	Anerkannte Ausbildung	Berufs-tätigkeit	Dienst	Preis	Inter-view
Humanmedizin							
Abiturbesten-quote	100						
ZEQ		90	4	2	2	2	
AdH 1	46	44	4	2	2	2	
Zahnmedizin							
Abiturbesten-quote	100						
ZEQ		90	4	2	2	2	
AdH 1	46	44	4	2	2	2	

Heidelberg/Mannheim

Heidelberg/Mannheim bietet in der Humanmedizin ca. 270 Studienplätze. In der Humanmedizin hat Heidelberg/Mannheim einen Modellstudiengang.

Tabelle 32: Die Auswahlverfahren in der Humanmedizin am Standort Heidelberg/Mannheim

Auswahl-verfahren	Auswahlkriterien in prozentualer Gewichtung pro Auswahlverfahren						
	Hochschul-zugangs-berechtigung	TMS	Anerkannte Ausbildung	Berufs-tätigkeit	Dienst	Preis	Inter-view
Abiturbesten-quote	100						
ZEQ		90	4	2	2	2	
AdH 1	46	44	4	2	2	2	

Jena

Jena bietet in der Humanmedizin ca. 286 Studienplätze und in der Zahnmedizin ca. 57 Studienplätze an. In der Humanmedizin hat Jena einen Regelstudiengang.

Tabelle 33: Die Auswahlverfahren in der Human- und Zahnmedizin am Standort Jena

Auswahl-verfahren	Auswahlkriterien in prozentualer Gewichtung pro Auswahlverfahren						
	Hochschul-zugangs-berechtigung	TMS	Anerkannte Ausbildung	Berufs-tätigkeit	Dienst	Preis	Inter-view
Humanmedizin							
Abiturbesten-quote	100						
ZEQ		50	50				
AdH 1 (60 %)	85	10	5				
AdH 2 (30 %)	25	70	5				
AdH 3 (10 %)	5	40	55				
Zahnmedizin							
Abiturbesten-quote	100						
ZEQ		50	50				
AdH 1 (60 %)	95	5	5				
AdH 2 (30 %)	20	70	5		10		
AdH 3 (10 %)	50		55				

Kiel

Kiel bietet in der Humanmedizin ca. 196 Studienplätze und in der Zahnmedizin ca. 65 Studienplätze an. In der Humanmedizin hat Kiel einen Regelstudiengang.

Tabelle 34: Die Auswahlverfahren in der Human- und Zahnmedizin am Standort Kiel

Auswahl-verfahren	Auswahlkriterien in prozentualer Gewichtung pro Auswahlverfahren						
	Hochschul-zugangs-berechtigung	TMS	Anerkannte Ausbildung	Berufs-tätigkeit	Dienst	Preis	Inter-view
Humanmedizin							
Abiturbesten-quote	100						
ZEQ		50	30	10		10	
AdH 1	60	30	10				
Zahnmedizin							
Abiturbesten-quote	100						
ZEQ		50	30	10		10	
AdH 1	60	30	10				

Köln

Köln bietet in der Humanmedizin ca. 196 Studienplätze und in der Zahnmedizin ca. 35 Studienplätze an. In der Humanmedizin hat Köln einen Modellstudiengang.

Tabelle 35: Die Auswahlverfahren in der Human- und Zahnmedizin am Standort Köln

Auswahl-verfahren	Auswahlkriterien in prozentualer Gewichtung pro Auswahlverfahren						
	Hochschul-zugangs-berechtigung	TMS	Anerkannte Ausbildung	Berufs-tätigkeit	Dienst	Preis	Inter-view
Humanmedizin							
Abiturbesten-quote	100						
ZEQ		100					
AdH 1	45	45	10				

Tabelle 35: Fortsetzung

Auswahl-verfahren	Auswahlkriterien in prozentualer Gewichtung pro Auswahlverfahren						
	Hochschul-zugangs-berechtigung	TMS	Anerkannte Ausbildung	Berufs-tätigkeit	Dienst	Preis	Inter-view
Zahnmedizin							
Abiturbesten-quote	100						
ZEQ		100					
AdH 1	45	45	10				

Leipzig

Leipzig bietet in der Humanmedizin ca. 340 Studienplätze und in der Zahnmedizin ca. 53 Studienplätze an. In der Humanmedizin hat Leipzig einen Modellstudiengang.

Tabelle 36: Die Auswahlverfahren in der Human- und Zahnmedizin am Standort Leipzig

Auswahl-verfahren	Auswahlkriterien in prozentualer Gewichtung pro Auswahlverfahren						
	Hochschul-zugangs-berechtigung	TMS	Anerkannte Ausbildung	Berufs-tätigkeit	Dienst	Preis	Inter-view
Humanmedizin							
Abiturbesten-quote	100						
ZEQ		90	10				
AdH 1	60	30	10				
Zahnmedizin							
Abiturbesten-quote	100						
ZEQ		90	10				
AdH 1	60	30	10				

Lübeck

Lübeck bietet in der Humanmedizin ca. 192 Studienplätze an. In der Humanmedizin hat Lübeck einen Regelstudiengang.

Tabelle 37: Die Auswahlverfahren in der Humanmedizin am Standort Lübeck

Auswahl-verfahren	Auswahlkriterien in prozentualer Gewichtung pro Auswahlverfahren						
	Hochschul-zugangs-berechtigung	TMS	Anerkannte Ausbildung	Berufs-tätigkeit	Dienst	Preis	Inter-view
Abiturbesten-quote	100						
ZEQ		50	50				
AdH 1	50	35	9		3	3	

Magdeburg

Magdeburg bietet in der Humanmedizin ca. 195 Studienplätze an. In der Humanmedizin hat Magdeburg einen Regelstudiengang.

Tabelle 38: Die Auswahlverfahren in der Humanmedizin am Standort Magdeburg

Auswahl-verfahren	Auswahlkriterien in prozentualer Gewichtung pro Auswahlverfahren						
	Hochschul-zugangs-berechtigung	HAM-Nat	Anerkannte Ausbildung	Berufs-tätigkeit	Dienst	Preis	Inter-view
Abiturbesten-quote	100						
ZEQ		50	25	25			
AdH 1 (15 %)	95				3	2	
AdH 2 (70 %)	45	55					
AdH 3 (15 %)	30	55	15				

Mainz

Mainz bietet in der Humanmedizin ca. 223 Studienplätze und in der Zahnmedizin ca. 49 Studienplätze an. In der Humanmedizin hat Mainz einen Regelstudiengang.

Tabelle 39: Die Auswahlverfahren in der Human- und Zahnmedizin am Standort Mainz

Auswahl-verfahren	Auswahlkriterien in prozentualer Gewichtung pro Auswahlverfahren						
	Hochschul-zugangs-berechtigung	TMS	Anerkannte Ausbildung	Berufs-tätigkeit	Dienst	Preis	Inter-view
Humanmedizin							
Abiturbesten-quote	100						
ZEQ		90	5	3		2	
AdH 1	45	45	5	3			
Zahnmedizin							
Abiturbesten-quote	100						
ZEQ		90	5	3		2	
AdH 1	45	45	5	3			

Marburg

Marburg bietet in der Humanmedizin ca. 408 Studienplätze und in der Zahnmedizin ca. 38 Studienplätze an. In der Humanmedizin hat Marburg einen Regelstudiengang.

Tabelle 40: Die Auswahlverfahren in der Human- und Zahnmedizin am Standort Marburg

Auswahlverfahren	Auswahlkriterien in prozentualer Gewichtung pro Auswahlverfahren						
	Hochschulzugangsberechtigung	TMS	Anerkannte Ausbildung	Berufstätigkeit	Dienst	Preis	Interview
Humanmedizin							
Abiturbestenquote	100						
ZEQ		50	50				
AdH 1	95	5					
Zahnmedizin							
Abiturbestenquote	100						
ZEQ		50	50				
AdH 1	95	5					

München

München bietet in der Humanmedizin ca. 870 Studienplätze und in der Zahnmedizin ca. 68 Studienplätze an. In der Humanmedizin hat München einen Regelstudiengang.

Tabelle 41: Die Auswahlverfahren in der Human- und Zahnmedizin am Standort München

Auswahlverfahren	Auswahlkriterien in prozentualer Gewichtung pro Auswahlverfahren						
	Hochschulzugangsberechtigung	TMS	Anerkannte Ausbildung	Berufstätigkeit	Dienst	Preis	Interview
Humanmedizin							
Abiturbestenquote	100						
ZEQ		60	40				
AdH 1	51	24	10		8	7	

Tabelle 41:   Fortsetzung

Auswahl-verfahren	Auswahlkriterien in prozentualer Gewichtung pro Auswahlverfahren						
	Hochschul-zugangs-berechtigung	TMS	Anerkannte Ausbildung	Berufs-tätigkeit	Dienst	Preis	Inter-view
Zahnmedizin							
Abiturbesten-quote	100						
ZEQ		60	40				
AdH 1	51	24	10		8	7	

Münster

Münster bietet in der Humanmedizin ca. 145 Studienplätze und in der Zahnmedizin ca. 57 Studienplätze an. In der Humanmedizin hat Münster einen Regelstudiengang.

Tabelle 42:   Die Auswahlverfahren in der Human- und Zahnmedizin am Standort Münster

Auswahl-verfahren	Auswahlkriterien in prozentualer Gewichtung pro Auswahlverfahren						
	Hochschul-zugangs-berechtigung	TMS	Anerkannte Ausbildung	Berufs-tätigkeit	Dienst	Preis	Inter-view
Humanmedizin							
Abiturbesten-quote	100						
ZEQ		90	10				
AdH 1	56	40			3	1	
Zahnmedizin							
Abiturbesten-quote	100						
ZEQ		90	10				
AdH 1	56	40			3	1	

Oldenburg

Oldenburg bietet in der Humanmedizin ca. 120 Studienplätze an. In der Humanmedizin hat Oldenburg einen Regelstudiengang.

Tabelle 43: Die Auswahlverfahren in der Humanmedizin am Standort Oldenburg

Auswahl-verfahren	Auswahlkriterien in prozentualer Gewichtung pro Auswahlverfahren						
	Hochschul-zugangs-berechtigung	TMS	Anerkannte Ausbildung	Berufs-tätigkeit	Dienst	Preis	Inter-view
Abiturbesten-quote	100						
ZEQ		50	50				
AdH 1 (60 %)	50	40	10				
AdH 2 (40 %)	50	47			3		

Regensburg

Regensburg bietet in der Humanmedizin ca. 225 Studienplätze und in der Zahnmedizin ca. 46 Studienplätze an. In der Humanmedizin hat Regensburg einen Regelstudiengang.

Tabelle 44: Die Auswahlverfahren in der Human- und Zahnmedizin am Standort Regensburg

Auswahl-verfahren	Auswahlkriterien in prozentualer Gewichtung pro Auswahlverfahren						
	Hochschul-zugangs-berechtigung	TMS	Anerkannte Ausbildung	Berufs-tätigkeit	Dienst	Preis	Inter-view
Humanmedizin							
Abiturbesten-quote	100						
ZEQ		60	40				
AdH 1	60	30	5		5		

Tabelle 44:   Fortsetzung

| Auswahl-verfahren | Auswahlkriterien in prozentualer Gewichtung pro Auswahlverfahren | | | | | | |
	Hochschul-zugangs-berechtigung	TMS	Anerkannte Ausbildung	Berufs-tätigkeit	Dienst	Preis	Inter-view
Zahnmedizin							
Abiturbesten-quote	100						
ZEQ		60	40				
AdH 1	60	30	5			5	

Rostock

Rostock bietet in der Humanmedizin ca. 215 Studienplätze und in der Zahnmedizin ca. 41 Studienplätze an. In der Humanmedizin hat Rostock einen Regelstudiengang.

Tabelle 45:   Die Auswahlverfahren in der Human- und Zahnmedizin am Standort Rostock

| Auswahl-verfahren | Auswahlkriterien in prozentualer Gewichtung pro Auswahlverfahren | | | | | | |
	Hochschul-zugangs-berechtigung	TMS	Anerkannte Ausbildung	Berufs-tätigkeit	Dienst	Preis	Inter-view
Humanmedizin							
Abiturbesten-quote	100						
ZEQ		50	50				
AdH 1 (80 %)	48	46			6		
AdH 2 (20 %)	34	33	33				
Zahnmedizin							
Abiturbesten-quote	100						
ZEQ		50					
AdH 1 (80 %)	48	46			6		
AdH 2 (20 %)	34	33	33				

Saarbrücken

Saarbrücken bietet in der Humanmedizin ca. 285 Studienplätze und in der Zahnmedizin ca. 25 Studienplätze an. In der Humanmedizin hat Saarbrücken einen Modellstudiengang.

Tabelle 46: Die Auswahlverfahren in der Human- und Zahnmedizin am Standort Saarbrücken

Auswahl-verfahren	Auswahlkriterien in prozentualer Gewichtung pro Auswahlverfahren						
	Hochschul-zugangs-berechtigung	TMS	Anerkannte Ausbildung	Berufs-tätigkeit	Dienst	Preis	Inter-view
Humanmedizin							
Abiturbesten-quote	100						
ZEQ		60	40				
AdH 1 (50%)	90	10					
AdH 2 (30%)	50	50					
AdH 3 (20%)	100	60	20		20		
Zahnmedizin							
Abiturbesten-quote	100						
ZEQ		60	40				
AdH 1 (50%)	90	10					
AdH 2 (30%)	50	50					
AdH 3 (20%)	100	60	20		20		

Tübingen

Tübingen bietet in der Humanmedizin ca. 179 Studienplätze und in der Zahnmedizin ca. 31 Studienplätze an. In der Humanmedizin hat Tübingen einen Regelstudiengang.

Tabelle 47: Die Auswahlverfahren in der Human- und Zahnmedizin am Standort Tübingen

Auswahl-verfahren	Auswahlkriterien in prozentualer Gewichtung pro Auswahlverfahren						
	Hochschul-zugangs-berechtigung	TMS	Anerkannte Ausbildung	Berufs-tätigkeit	Dienst	Preis	Inter-view
Humanmedizin							
Abiturbesten-quote	100						
ZEQ		70	15	5	10		
AdH 1	44	43	7		6		
Zahnmedizin							
Abiturbesten-quote	100						
ZEQ		70	15	5	10		
AdH 1	44	43	7		6		

Ulm

Ulm bietet in der Humanmedizin ca. 355 Studienplätze und in der Zahnmedizin ca. 52 Studienplätze an. In der Humanmedizin hat Ulm einen Regelstudiengang.

Tabelle 48: Die Auswahlverfahren in der Human- und Zahnmedizin am Standort Ulm

Auswahl-verfahren	Auswahlkriterien in prozentualer Gewichtung pro Auswahlverfahren						
	Hochschul-zugangs-berechtigung	TMS	Anerkannte Ausbildung	Berufs-tätigkeit	Dienst	Preis	Inter-view
Humanmedizin							
Abiturbesten-quote	100						
ZEQ		90	4	2	2	2	
AdH 1	46	44	6		2	2	

Tabelle 48: Fortsetzung

Auswahl-verfahren	Auswahlkriterien in prozentualer Gewichtung pro Auswahlverfahren						
	Hochschul-zugangs-berechtigung	TMS	Anerkannte Ausbildung	Berufs-tätigkeit	Dienst	Preis	Inter-view
Zahnmedizin							
Abiturbesten-quote	100						
ZEQ		90	4	2	2	2	
AdH 1	46	44	6		2	2	

Würzburg

Würzburg bietet in der Humanmedizin ca. 160 Studienplätze und in der Zahnmedizin ca. 53 Studienplätze an. In der Humanmedizin hat Würzburg einen Regelstudiengang.

Tabelle 49: Die Auswahlverfahren in der Human- und Zahnmedizin am Standort Würzburg

Auswahl-verfahren	Auswahlkriterien in prozentualer Gewichtung pro Auswahlverfahren						
	Hochschul-zugangs-berechtigung	TMS	Anerkannte Ausbildung	Berufs-tätigkeit	Dienst	Preis	Inter-view
Humanmedizin							
Abiturbesten-quote	100						
ZEQ		60	40				
AdH 1	60	30			5	5	
Zahnmedizin							
Abiturbesten-quote	100						
ZEQ		60	40				
AdH 1	60	30			5	5	

5.7   Eine sinnvolle Bewerbungsstrategie entwickeln

Ok, du bist dir sicher, du möchtest Ärztin oder Zahnärztin werden und willst einen Studienplatz an einer öffentlichen, deutschen Uni ergattern. Wenn du kein exzellentes Abi hast und deshalb auch keine Chancen, über die Abiturbestenquote einen Studienplatz zu erhalten, ist das nicht schlimm, denn 70 % der Studienplätze sind auch mit schlechteren Abiturnoten erreichbar.

Du brauchst eine Strategie und einen sinnvollen Ablaufplan, um einen Studienplatz zu erhalten. Ich habe hier in den letzten 18 Jahren sehr viele Bewerberinnen betreut und das ist nach meiner Erfahrung das A und O für eine erfolgreiche Bewerbung.

Mache dir bewusst, welche Bonuskriterien für dich wichtig sind und infrage kommen. Übernimm dich dabei nicht, das ist einer der häufigsten Fehler, die ich beobachte.

Bewertung der Bonuskriterien

Abiturnote: *Sehr* wichtiges Auswahlkriterium. Wenn du dein Abi noch nicht hast, lohnt es sich hier noch einmal, um jeden Punkt zu kämpfen.

Studier-fähigkeits-tests: *Sehr* wichtiges Auswahlkriterium, um schnellstmöglich Chancen auf Studienplätze zu erhalten. Bei sehr starken Ergebnissen gibt es auch immer unabhängig von der Abiturnote sehr gute Chancen auf einen Studienplatz. Nach meiner Erfahrung unterschätzen aber die meisten Bewerberinnen, wie wichtig eine sehr gute Vorbereitung ist. Wenn du an einem Studierfähigkeitstest teilnimmst, solltest du alles tun, damit du das bestmögliche Ergebnis für dich erzielst. Bitte nimm nicht „einfach mal so" teil, wenn du einen Test nur ausprobieren möchtest. Dann geh lieber zu einer der zahlreichen Generalproben, die von privaten Institutionen angeboten werden. Das ist meist auch billiger.

Berufs-ausbildung:	Wichtiges Kriterium, aber nachrangig. Außerdem erfordert es viel Zeit. Zuerst sind nach meiner Erfahrung die Studierfähigkeitstests wichtig und erst in Abhängigkeit von dem Ergebnis kann beurteilt werden, ob dir eine medizinische Ausbildung weiterhilft und sinnvoll ist. Es ist nicht zu empfehlen, zuerst eine Ausbildung zu machen und dann die Studierfähigkeitstests. Dann kann es passieren, dass das Ergebnis und die Ausbildung trotzdem nicht reichen und dann hast du sehr viel Zeit auf deinem Weg zum Studienplatz verschwendet.
Berufs-tätigkeit:	Weniger wichtiges Kriterium und dafür sehr zeitintensiv. Außerdem wird es an vielen Standorten gar nicht berücksichtigt, sodass hier im Vorfeld eine sehr genaue Betrachtung stattfinden sollte, ob dieses Bonuskriterium sinnvoll ist.
Dienst/ Ehrenamt:	Wichtiges Kriterium, aber nachrangig. Wird bei weitem nicht an allen Standorten berücksichtigt. Außerdem erfordert es viel Zeit. Zuerst sind nach meiner Erfahrung die Studierfähigkeitstests wichtig und erst in Abhängigkeit von dem Ergebnis kann beurteilt werden, ob dir ein Dienst weiterhilft und sinnvoll ist. Ein sehr häufiger Fehler ist, dass Bewerberinnen versuchen, einen Dienst und die Studierfähigkeitstests gleichzeitig zu absolvieren. Das geht sehr oft schief. Anders verhält es sich mit den Ehrenämtern. Diese können sehr gut parallel zu Studierfähigkeitstests oder auch schon zur Schule absolviert werden.
Preise/ Wett-bewerbe:	Unwichtiges Kriterium. Zum einen bringen sie wenig Bonus und werden an den allermeisten Standorten gar nicht berücksichtigt. Zum anderen können dieses Kriterium nach meiner Erfahrung nur sehr wenige Bewerberinnen nachweisen, da hier ja bereits in der Schulzeit ein Preis/Wettbewerb auf höchster Ebene absolviert werden musste.
Interviews:	Für die meisten Bewerberinnen kommt dieses Auswahlkriterium nicht infrage, da sie schlicht und ergreifend nicht eingeladen werden. Meist sind Abiturnoten oder das TMS-Ergebnis das Vorauswahlkriterium. Wenn aber eine Einladung realistisch ist, dann ist dies ein sehr interessantes Bonuskriterium.

Wenn du für dich eine Strategie entwickelst, ist es wichtig, dass diese Strategie folgende Dinge abdeckt:

1. Formuliere klare Ziele. Was brauchst du, um einen Studienplatz an einer öffentlichen deutschen Uni zu erhalten?

2. Es gibt immer mehrere Pfade zu deinem Studienplatz. Verschaffe dir eine Übersicht und denke einige Pfade auch parallel.

3. Priorisiere deine Bonuskriterien und plane dementsprechend. Welches ist das Wichtigste? Welches das Zweitwichtigste, welches das Schnellste und so weiter.

4. Versteif dich nicht zu sehr auf einen Standort, sondern versuche insbesondere, einen Studienplatz zu erhalten.

5. Eine gute Strategie plant auch Rückschläge und Misserfolge ein. Was passiert, wenn etwas nicht klappt? Wie geht es weiter? Du wirst auch feststellen, dass das zu deiner Beruhigung beiträgt. Es sichert dich ab, falls etwas schiefgeht und das wiederum verschafft dir mehr Gelassenheit.

6. Eine gute Strategie beinhaltet immer eine Option, die mit an Sicherheit grenzender Wahrscheinlichkeit funktionieren wird. Also, dass du auch am Schluss in jedem Fall die Option erhältst, Ärztin bzw. Zahnärztin zu werden.

Wenn du einen Ablaufplan entwickelst, wirst du ein Gap-Year nach dem Abitur einplanen müssen. Das ist nach meiner Erfahrung die sinnvollste Vorgehensweise, denn lieber etwas Zeit nehmen und dafür die Chancen bestmöglich nutzen. Wenn du zum Beispiel den HAM-Nat oder TMS schreiben möchtest, musst du dafür ausreichend Zeit zur Vorbereitung einplanen. Wenn du einen Ablaufplan entwickelst, ist es wichtig, dass dieser folgende Dinge abdeckt:

1. Schreibe die wichtigsten Fristen für Testanmeldungen, Interviewanmeldungen, Bewerbungen bei Hochschulstart etc. für das kommende Jahr auf. Arbeite hier bitte sorgfältig, denn die meisten Fristen sind Ausschlussfristen. Wenn du diese verpasst, dann kannst du daran nichts mehr ändern.

2. Du solltest für mindestens 1 Jahr planen, also Sommer- und Wintersemester. Zum Wintersemester sind die Chancen vermutlich meist besser als zum Sommersemester.

3. Plane die Vorbereitungszeiten für die verschiedenen Auswahlverfahren. Plane hier auch lieber 1 bis 2 Wochen zu viel als zu wenig ein. Du hast hier ordentlich Konkurrenz und deine Mitbewerberinnen sind auch nicht alle doof.

4. Plane dir auch berufspraktische Zeiten ein. Das ist zum einen wichtig für deine Motivation, damit du weißt, warum du all diesen Aufwand betreibst. Zum anderen sind berufspraktische Erfahrungen oftmals wichtig für Interviewverfahren oder für die Bewerbungsvoraussetzung an privaten oder ausländischen Standorten.
5. Chemie und Physik sind sowohl für gewisse Auswahltests wie aber auch für das Studium an sich sehr wichtig. Wenn du eines oder gar beide Fächer nicht in der Oberstufe hattest, dann solltest du hier frühzeitig eine Vorbereitung einplanen, denn das ist nicht in 2 bis 3 Wochen erledigt. Das benötigt meist 2 bis 3 Monate.

5.8 Vorbereitung auf die verschiedenen Auswahlverfahren

Egal ob in der Human- oder Zahnmedizin, in beiden Fächern kommen meist vier bis fünf Bewerberinnen auf einen Studienplatz. Wenn du dich gegen diese Konkurrenz durchsetzen willst, musst du auch etwas früher aufstehen und etwas härter arbeiten als die anderen. Das ist genau wie im Sport oder der Schule. Wer mehr macht und härter trainiert, ist am Ende auch besser.

5.8.1 Der Medizinertest (TMS)

Der Test für medizinische Studiengänge (TMS) ist ein freiwilliger Eignungstest für das Studium der Human- und Zahnmedizin. Er findet seit 2022 zweimal pro Jahr im Frühjahr und Herbst in verschiedenen Testcentern in Deutschland statt. Er darf maximal zweimal geschrieben werden. Allerdings müssen diejenigen, die ab 2022 zum ersten Mal am Test teilnehmen, den Test gegebenenfalls innerhalb eines Jahres wiederholen. Wer den Test in den Vorjahren absolviert hat und noch einmal wiederholen wollte, konnte dies nur bis zum Herbsttermin 2023 tun. Das Ergebnis kann für alle nachfolgenden Bewerbungen immer wieder verwendet werden.

Je nach Abiturnote können die Chancen auf einen Studienplatz mit einem guten bis sehr guten Testergebnis im TMS erhöht werden. Der Test kann dabei nur zu einer Verbesserung, nicht aber zu einer Verschlechterung der Aufnahmechancen beitragen.

Die Vorbereitung auf den TMS solltest du sehr ernst nehmen und genau planen. Diese Anleitung hilft dir, die Vorbereitung richtig und strukturiert anzugehen, damit du größtmöglichen Erfolg haben kannst. Du musst dich frühzeitig um eine geeignete Vorbereitung kümmern. Zu einer guten Vorbereitung gehören erfahrungsgemäß:
- ein individuell angepasster Lern- und Zeitplan,
- regelmäßige Erfolgskontrollen,
- ausreichendes und gutes Lernmaterial,
- mehrere vollständige Testsimulationen unter möglichst realen Bedingungen.

Literatur zur TMS-Vorbereitung gibt es inzwischen sehr, sehr viel und es kommt stetig Neue heraus. Und natürlich schwankt die Qualität wie immer zwischen mittelmäßig und gut.

Bitte beachte auch, dass du dein Lernmaterial nicht unbedingt neu kaufen musst. Schließlich ist das Material oft sehr teuer! In vielen Internetforen oder Kleinanzeigen findest du gutes, gebrauchtes Material. Bei manchen Anbietern wird auch immer nur die Jahreszahl vorne drauf neu gedruckt.

Wenn du ältere Literatur benutzt, musst du allerdings Folgendes unbedingt beachten:
- Seit 2022 stehen für die 24 Aufgaben im ersten Untertest „Muster erkennen" insgesamt 30 Minuten zur Verfügung. Bisher waren es 22 Minuten!
- Der bisher fünfte Untertest „Konzentriertes und sorgfältiges Arbeiten" kommt seit 2022 nicht mehr im Medizinertest vor. Du musst ihn also auch nicht üben.
- Die Antwortbögen werden ab 2022 mit Bleistift ausgefüllt, das heißt, falsche Antworten werden ab jetzt ausradiert. Die in den älteren Testsimulationen und Aufgabenbüchern genannten Ankreuzregeln gelten daher nicht mehr.

Und noch ein Wort zu Online-Plattformen zur TMS-Vorbereitung: Zum Üben – insbesondere von Aufgaben zu den Untertests „Medizinisch-naturwissenschaftliches Grundverständnis", „quantitative und formale Probleme", „Textverständnis" und „Diagramme und Tabellen" – kannst du natürlich auch Online-Plattformen nutzen, um dein Spektrum an Übungsaufgaben zu erweitern. Allerdings rate ich unbedingt dazu, auch Übungsmaterialien in Buchform anzuschaffen. Denn im Test selbst musst du mit Papier und Stift arbeiten und das solltest du auch stetig üben. Die Plattformen und Apps kannst du dafür prima unterwegs nutzen!

Die wichtigsten Termine zum Test

Testtermine: Immer Anfang/Mitte Mai (Frühjahrstermin) und Anfang November (Herbsttermin)

Der Einlass in die Testlokale beginnt meist um 8:00 Uhr.

Veranstaltungsende ist gegen 16:30 Uhr.

Anmeldung unter: https://www.tms-info.org

Anmeldezeitraum: Die Anmeldephase für den Frühjahrs-TMS ist meist im Januar und für den Herbst-TMS im Juli. Testwiederholerinnen haben aber immer eine spätere Anmeldephase.

Anmeldegebühren: Die Anmeldegebühren betragen zurzeit 100 € und müssen direkt bei der Anmeldung überwiesen werden.

Testort: Sobald die Anmeldegebühr eingegangen ist, kannst du dir über das Internetportal einen freien Testort aussuchen. Testorte gibt es überall in Deutschland. Eventuell musst du aber einige Kilometer anreisen und ggf. auch eine Übernachtung vorab einplanen. Bitte beachte: Je früher du dich anmeldest und deine Gebühr bezahlst, desto mehr Auswahlmöglichkeiten hast du bei den Testorten!

Rücktritt vom Test: Wenn du nicht erscheinst, gilt dies als „keine Teilnahme" und du darfst dich zu einem späteren Zeitpunkt wieder anmelden und teilnehmen. Die Anmeldegebühr erhältst du nicht zurück. Dies gilt allerdings nur für Testteilnehmerinnen, die sich zum ersten Mal für den Test angemeldet haben. Wer den Test wiederholt, muss sich mit ärztlichem Attest abmelden, um zu einem anderen Nachholtermin zugelassen werden zu können. Dazu wird vom Testportal eine Einladung zur bevorzugten Wiederholung versendet, in der auch besondere Fristen für die Anmeldung für bevorzugte Wiederholerinnen genannt werden!

Der Testaufbau

Der TMS ist ein kognitiver Leistungstest, also etwas vereinfacht formuliert ein Begabungstest. Hier werden deine persönlichen Fähigkeiten getestet, wie z.B.
- logisches Denkvermögen und analytische Fähigkeiten,
- visuelle Fähigkeiten und räumliches Vorstellungsvermögen.

Im Folgenden erkläre ich kurz, um was es in den einzelnen Untertests geht, wobei ich mich an der Abfolge der Untertests im Test orientiere.

1. **Muster zuordnen:** Bei dieser ersten Aufgabe des Tests werden dir ein großes Musterbild sowie fünf Bildausschnitte vorgelegt. Nur einer der Ausschnitte ist komplett identisch mit einem Ausschnitt des Musters. Dieser Aufgabentyp testet deine Fähigkeit, schnell einen Ausschnitt aus einem komplexen und unübersichtlichen Bild zu erkennen.

2. **Medizinisch-naturwissenschaftliches Grundverständnis:** Hier werden dir verschiedene kurze Texte vorgelegt. Diese sollst du lesen und direkt im Anschluss eine Frage beantworten, um deine Auffassungsgabe und deine Fähigkeit, aus diesen Texten Aussagen über medizinische und naturwissenschaftliche Sachverhalte herzuleiten, zu testen. Die Aufgaben können mit den im Text enthaltenen Informationen gelöst werden.

3. **Schlauchfiguren:** In dieser Aufgabengruppe soll dein räumliches Vorstellungsvermögen getestet werden. Du siehst die Frontalansicht eines transparenten Würfels. Hierin befindet sich meist ein Kabelgewirr, das im Aufgabenverlauf mitsamt dem Würfel gedreht wird. Du sollst herausfinden, in welche Richtung der Würfel gedreht wurde.

4. **Quantitative und formale Probleme:** In diesem Untertest bekommst du 24 Aufgaben, die du in 60 Minuten lösen sollst. Es geht hier um die Fähigkeit, mit Formeln, Größen, Einheiten und einfachen Rechenoperationen umzugehen.

5. **Figuren lernen:** In diesem Test werden dir 20 einfache Zeichnungen vorgelegt. Diese sind in fünf Felder unterteilt, von denen eines schwarz

ausgefüllt ist. Du sollst dir nun eine Zeitlang die Formen und die jeweils schwarze Fläche einprägen. Erst nach dem Untertest „Textverständnis" (60 Minuten) werden dir die Formen wieder vorgelegt. Nun sind alle Flächen weiß und du sollst die vorher schwarz eingefärbte Fläche benennen.

6. **Fakten lernen:** In diesem Untertest geht es um deine Merkfähigkeit und dein assoziatives Gedächtnis. Du bekommst eine DIN-A4-Seite mit 15 Zeilen à 5 Patienteninformationen. Du sollst dir diese Informationen einprägen und diese dann – nach einer 60-minütigen „Pause", in der der Test zum Textverständnis stattfindet – wiedergeben, indem du einen Fragebogen mit 20 Fragen zu den 15 Datensätzen bearbeitest.

7. **Textverständnis:** In diesem Aufgabenteil sollst du aus medizinischen oder naturwissenschaftlichen Texten grundlegende Aussagen ableiten. Du bekommst vier Texte und jeweils sechs Fragen. Die Aufgabe hört sich zunächst einfach an, da alle Informationen, die zur Lösung benötigt werden, im Text enthalten sind. Allerdings haben die Texte ein relativ hohes intellektuelles Niveau, sodass ein einfaches Herausschreiben der Lösungen nicht ausreicht.

8. **Diagramme und Tabellen:** In dieser Aufgabengruppe sollst du dich mit systematisch und bildlich dargelegten Fakten und Informationen auseinandersetzen und diese korrekt analysieren. Du bekommst 24 Diagramme und Tabellen mit jeweils einer Aufgabe, deren Lösung aus den Informationen in der jeweiligen Tabelle, dem Diagramm oder dem Begleittext herausgefiltert werden muss.

Die Testauswertung und Ergebnisse des TMS

Für jede richtige beantwortete Testfrage im TMS gibt es einen Punkt. Für falsch oder gar nicht beantwortete Fragen gibt es keinen Punkt, aber auch keinen Malus-Punkt. Es gibt auch ein paar wenige Testfragen, die Forschungszwecken dienen und nicht in die Wertung eingehen, weder positiv noch negativ. Sie werden als sogenannte Einstreuaufgaben bezeichnet, werden im TMS aber nicht als solche ausgewiesen. Du kannst sie also nicht erkennen und bei der Bearbeitung des TMS keine Rücksicht darauf nehmen.

In jedem Testabschnitt können maximal 20 Punkte erreicht werden, außer im Untertest Textverständnis. Hier werden nur 18 Punkte vergeben. Insgesamt konnten bisher maximal 178 Punkte im Medizinertest erreicht werden. Da ab 2022 der Untertest „Konzentriertes und sorgfältiges Arbeiten" wegfällt, können nur noch maximal 158 Punkte erreicht werden.

Als Ergebnis des TMS werden dann die folgenden Werte ausgegeben:

- **Der Punktwert:** Hier werden alle erreichten Punkte aller acht Untertests aufsummiert. Maximal konnten 178 Punkte bis zum Jahr 2021 erreicht werden.
  Achtung: Die Punktwerte werden seit 2020 leider nicht mehr im Testergebnis ausgewiesen.
- **Der Standardwert:** Die Umrechnung deiner Testergebnisse in Standardwerte macht es möglich, Ergebnisse aus verschiedenen Aufgabengruppen sowohl miteinander als auch mit dem Gesamtergebnis zu vergleichen. Außerdem ist so der Vergleich von Testergebnissen aus unterschiedlichen TMS-Jahrgängen möglich: Stell dir vor, du hast 16 von 20 Punkten im Untertest „Schlauchfiguren" und 16 von 20 Punkten im Untertest „Muster zuordnen" erhalten. Jetzt ist es aber so, dass der Durchschnitt aller Testteilnehmerinnen im Untertest „Schlauchfiguren" 16 Punkte erhalten hat und im Untertest „Muster zuordnen" nur 12 Punkte. Deine Leistung beim Muster zuordnen ist also im Vergleich überdurchschnittlich, dein Schlauchfiguren-Ergebnis hingegen durchschnittlich.
  Für den Standardwert wird mittels der Eulerschen Funktion und einer Standardabweichung von 10 für jede Aufgabengruppe und für jede Teilnehmerin ein Standardwert errechnet. Der Mittelwert ist dann 100, darüber ist man überdurchschnittlich (Maximum = 130) und darunter unterdurchschnittlich (Minimum = 70). Im Ergebnis gibt es einen Gesamt-Standardwert.
- **Der Prozentrangwert:** Der Prozentrangwert kann zu jedem einzelnen Untertest ausgegeben werden. Natürlich gibt es auch einen Gesamtwert für alle acht Aufgabengruppen. Dieser leitet sich aus den erreichten Standardwerten ab und gibt an, wo genau im Teilnehmerfeld man liegt. Hat man den Prozentrangwert 81, dann haben 19 % der Teilnehmerinnen besser als man selbst abgeschnitten und 81 % haben ein gleich gutes oder schlechteres Ergebnis erreicht.
- **Das Notenäquivalent:** Das Notenäquivalent wird wie die Abiturdurchschnittsnote auf einer Notenskala von 1,0 bis 4,0 angegeben. Die Berechnung erfolgt so, dass sich die Notenäquivalente der Teilnehmerinnen auf der Notenskala exakt so verteilen wie die Abiturno-

ten, also den gleichen Mittelwert und die gleiche Streuung aufweisen. Hierfür wird die Notenverteilung des letztjährigen Teilnehmerfeldes als Basis verwendet.

Kann das TMS-Ergebnis durch Übung verbessert werden?

Ja! Aber es gibt Grenzen. Diese sind bei jedem individuell. Es geht deshalb nicht darum, bei den einzelnen Aufgabengruppen auf die volle Punktzahl hinzuarbeiten, sondern die persönlich bestmögliche Leistung abzurufen.

Gut vergleichen kann man das mit sportlichen Leistungen. Wenn jemand 1,71 m groß ist und eine andere Person 1,98 m, dann werden die beiden im Hochsprung vermutlich sehr unterschiedliche Ergebnisse erzielen. Springen beide zum ersten Mal, kann es zwar sein, dass die kleinere Person höher springt, weil sie sportlich-koordinativ mehr Erfahrung hat und dadurch einfach besser ist. Wenn aber beide den Hochsprung intensiv trainieren, werden sie irgendwann an ihre persönlichen Bestmarken herankommen. Diese werden aufgrund des Größenunterschieds bei der größeren Sportlerin vermutlich besser ausfallen als bei der kleineren.

Inwieweit Fähigkeiten verbessert werden können, darüber streitet sich die Wissenschaft. Ich sehe das wie im Sport. Ein durchdachtes und ausgewogenes Training wird dich weiterbringen und dir helfen, dich konsequent deiner optimalen Leistung zu nähern.

Bis zu welcher Abiturnote ist eine Teilnahme sinnvoll?

Da in der neuen Zusätzlichen Eignungsquote (ZEQ) und im Auswahlverfahren der Hochschulen (AdH) die Abiturnote teilweise keine oder nur eine geringe Rolle spielt, ist es mittlerweile für alle Abiturientinnen interessant geworden, den Medizinertest zu absolvieren. Bei einem sehr guten Ergebnis gibt es mit jeder Abiturnote Chancen auf einen Studienplatz in der Human- und Zahnmedizin.

Was für ein Testergebnis brauche ich, um einen Studienplatz
in der Human- oder Zahnmedizin zu erhalten?

Um hier Aussagen zu treffen, lohnt es sich, die vergangenen Verfahren
und Testergebnisse anzuschauen. Dazu habe ich die Datensätze früherer Bewerberinnen und TMS-Teilnehmerinnen erfasst und analysiert.
Daraus lassen sich Prognosen für die Zukunft ableiten, auch wenn das
natürlich immer nur eine Betrachtung von historischen Werten ist. Zukünftige Verfahren können theoretisch davon abweichen.

Im Folgenden betrachte ich drei Fälle, wie Bewerberinnen mithilfe des
TMS einen Studienplatz in der Human- oder Zahnmedizin erhalten.

1. Fall: Studienplatzangebot – unabhängig von der Abiturnote
ohne weitere Boni wie Dienst oder Ausbildung

Humanmedizin. In der ZEQ der Uni Frankfurt wird das TMS-Ergebnis
im Auswahlverfahren mit 90 % gewichtet, maximal können für den TMS
also 90 Punkte vergeben werden. (Weitere 5 Punkte werden für eine abgeschlossene Berufsausbildung im medizinischen Bereich und nochmals
5 Punkte für einen Freiwilligendienst vergeben. Das soll in diesem Fall
aber keine Rolle spielen.) Der Zulassungsgrenzwert für die Humanmedizin lag im WiSe 2022/2023 bei 61,5 Punkten. Dabei war ein Standardwert von 111 Punkten im TMS notwendig, um diesen Wert zu erreichen.
Es gab keinen Standort, wo unabhängig von der Abiturnote und ohne
weiteren Bonus mit einem geringeren TMS-Wert ein Studienplatz in der
Humanmedizin vergeben wurde. Aus den Datenerhebungen der von mir
betreuten Bewerberinnen entnehmen wir Folgendes:

Prozentrangwert: Der Standardwert von 111 Punkten entsprach in
                     der Vergangenheit fast immer dem Prozentrangwert 87.

% richtige Aufgaben: Mit 69 % richtiger Antworten im TMS wurde
                     immer mindestens ein Prozentrangwert von 87
                     erreicht.

Theoretisch konnte also eine TMS-Teilnehmerin mit einer 4,0 im Abitur
mit diesem TMS-Wert zum Wintersemester 2022/2023 einen Studienplatz in der Humanmedizin an der Uni Frankfurt erhalten.

Zahnmedizin. In der ZEQ der Uni Frankfurt wird das TMS-Ergebnis zu 90 %, an der Uni Rostock sogar zu 100 % als Auswahlkriterium gewichtet. An beiden Standorten konnten Bewerberinnen mit einem TMS-Standardwert von 106 Punkten einen Studienplatz erhalten. Aus den Datenerhebungen der von mir betreuten Bewerberinnen entnehmen wir Folgendes:

Prozentrangwert:	Der TMS-Standardwert entsprach in der Vergangenheit fast immer dem Prozentrangwert 74.
% richtige Aufgaben:	Mit 63 % richtiger Antworten im TMS wurde immer mindestens ein Prozentrangwert von 74 erreicht.

Theoretisch konnte also eine TMS-Teilnehmerin mit einer 4,0 im Abitur mit diesem TMS-Wert zum Wintersemester 2022/2023 einen Studienplatz in der Zahnmedizin an der Uni Frankfurt oder Rostock erhalten.

2. Fall: Studienplatzangebot – unabhängig von der Abiturnote mit weiteren Boni wie Dienst und Ausbildung

Humanmedizin. In der AdH 3-Quote der Universität des Saarlandes wird die Abiturnote nicht berücksichtigt, dafür wird der TMS mit 60 %, eine medizinische Ausbildung mit 20 % und ein anerkannter Dienst ebenfalls mit 20 % Gewichtung berücksichtigt. Bewerberinnen mit anerkannter medizinischer Berufsausbildung, einem anerkannten medizinischen Dienst und einem Standardwert von 90 im TMS (mindestens TMS-Prozentrang 15) haben zum Wintersemester 2022/2023 einen Studienplatz erhalten. Das ist ein stark unterdurchschnittliches TMS-Ergebnis, circa 84,9 % der Teilnehmerinnen waren besser im Test. Es gab keinen anderen Standort, wo unabhängig von der Abiturnote mit einem geringeren TMS-Wert ein Studienplatz vergeben wurde.

Zahnmedizin. In der AdH 3-Quote der Universität Jena konnten Bewerberinnen nur mit einer anerkannten, abgeschlossenen Ausbildung einen Studienplatz erhalten, vollkommen unabhängig von weiteren Auswahlkriterien.

Fall 1 und 2 zeigen: Ein exzellentes TMS-Ergebnis kann unabhängig von der Abiturnote direkt zum Studienplatz führen, alternativ können eine abgeschlossene Berufsausbildung und ein Freiwilligendienst auch mit einem unterdurchschnittlichen TMS-Wert zum Erfolg führen. Spannend wird es nun aber vor allem für diejenigen, die eine sehr gute bis passable Abiturnote vorweisen können und ohne Umwege über Ausbildung und/oder Freiwilligendienst ins Medizinstudium starten wollen.

3. Fall: Studienplatzangebot – abhängig von der Abiturnote ohne weitere Boni

Um zu prognostizieren, welcher TMS-Wert je nach erreichter Abiturnote notwendig sein wird, um ein Studienplatzangebot zu erhalten, muss zunächst verstanden werden, dass die Bewerberinnen im bundesweiten Auswahlverfahren nicht einfach nach Abiturnote gereiht werden, sondern anhand des sogenannten HZB-Prozentranges.

Ist der ungefähre HZB-Prozentrang der Bewerberin bekannt, lässt sich anhand historischer Werte zuordnen, welcher TMS-Wert benötigt wurde, um eine Studienplatzzusage zu erhalten (siehe hierzu Tabelle 50 auf Seite 113).

Eine genaue Angabe pro Standort für jede Kombination aus Punktzahl HZB und Punktzahl TMS ist in tabellarischer Form allerdings zu umfangreich. Deshalb habe ich mich entschieden, für jeden HZB-Prozentrang aus unserer Datensammlung den geringsten TMS-Wert zu ermitteln, der irgendwo noch zu einem Studienplatz zum Wintersemester 2022/2023 geführt hat (vgl. Tabelle 50). Ein HZB-Prozentrang über 87,3 (81,3 in der Zahnmedizin) hat zum Wintersemester 2022/2023 ohne weiteren Bonus zu einem Studienplatz geführt, sodass ich höhere Werte nicht aufführe. Wie wir oben in Fall 1 bereits gesehen haben, hat ein TMS-Standardwert von 111 (106 in der Zahnmedizin) oder höher unabhängig von anderen Kriterien immer zu einem Studienplatz geführt.

Um nun einschätzen zu können, auf welchen Zielwert die Bewerberin im TMS trainieren sollte, nutzen wir die historischen Daten weiter und korrelieren in Tabelle 51 TMS-Werte mit dem Prozentsatz von richtig gelösten Aufgaben im TMS. Mithilfe dieser Werte kann nun bei der Durchführung verschiedener TMS-Simulationen eingeschätzt werden, ob die Bewerberin bereits gut genug für den TMS trainiert hat, um eine Studienplatzzusage zu erhalten.

Tabelle 50:   HZB-Prozentrang und niedrigster TMS-Standardwert, der im Wintersemester 2022/2023 noch zu einem Studienplatz geführt hat

HZB-Prozentrang	TMS-Standardwert	
	Humanmedizin	Zahnmedizin
87	72	
86	76	
85	80	
84	84	
83	88	
82	91	
81	94	71
80	98	74
79	100	77
78	100	81
77	101	84
76	101	87
75	102	89
74	102	92
73	102	93
72	103	94
71	103	95
70	103	95
69	104	95
68	104	96
67	104	97
66	104	97
65	105	98
64	105	98
63	105	99
62	105	99
61	105	99

Tabelle 50: Fortsetzung

HZB-Prozentrang	TMS-Standardwert	
	Humanmedizin	Zahnmedizin
60	106	100
59	106	100
58	106	100
57	106	101
56	107	101
55	107	101
54	107	101
53	107	102
52	108	102
51	108	102
50	108	102
49	108	103
48	108	103
47	109	103
46	109	103
45	109	104
44	109	104
43	110	104
42	110	104
41	110	104
40	110	105
39	111	105
38		105
37		105

Hierzu ein Lesebeispiel: Arthur hat mit 751 Punkten sein Abitur in Hessen gemacht. Tabelle 2 (vgl. Seite 36) entnehmen wir, dass er damit zum Wintersemester 2023/2024 einen HZB-Prozentrangwert von 60,9 hatte. Tabelle 50 entnehmen wir, dass er damit mindestens einen Standardwert von 106 hätte erreichen müssen, um an mindestens einer Uni einen Studienplatz in der Humanmedizin zu erhalten. Der folgenden Tabelle 51 entnehmen wir wiederum, dass er dafür mindestens den Prozentrang 71 im TMS hätte erreichen müssen, und dafür hätte er ca. 63 % der Aufgaben im TMS korrekt lösen müssen. Dies sollte Arthur ein relativ klares Bild geben, welche Zielwerte er im TMS erreichen muss.

Tabelle 51: Prozentrangwerte, Punktwerte und % richtiger Aufgaben im TMS für verschiedene TMS-Standardwerte

Standardwert TMS	Prozentrangwert TMS	Punktwert TMS	% richtige Aufgaben
103	60	105	59 %
103	61	106	60 %
103	62	106	60 %
104	63	107	60 %
104	64	107	60 %
104	65	107	60 %
104	66	108	61 %
105	67	109	61 %
105	68	109	61 %
105	69	110	62 %
105	70	111	62 %
106	71	112	63 %
106	72	113	63 %
106	73	113	63 %
107	74	114	64 %
107	75	114	64 %
107	76	115	65 %
108	77	116	65 %
108	78	117	66 %
108	79	118	66 %
109	80	118	66 %
109	81	119	67 %

Tabelle 51:   Fortsetzung

Standardwert TMS	Prozentrangwert TMS	Punktwert TMS	% richtige Aufgaben
109	82	119	67 %
110	83	120	67 %
110	84	121	68 %
110	85	122	69 %
111	86	123	69 %
111	87	124	70 %
112	88	125	70 %
112	89	125	70 %
113	90	127	71 %
113	91	128	72 %
114	92	130	73 %
115	93	131	74 %
115	94	132	74 %
116	95	134	75 %
117	96	137	77 %
118	97	139	78 %
119	98	142	80 %
120	99	145	81 %
121	99	150	84 %

Achtung

Tabelle 51 soll einen Überblick über die Korrelationen von den Punkt-, Standard- und Prozentrangwerten sowie % richtiger Aufgaben im TMS geben. Dafür habe ich über 300 TMS-Ergebnisse von 2015 bis 2020 ausgewertet. Zukünftige Werte können davon abweichen. Die hier aufgeführten Punktwerte enthalten noch die erreichten Werte aus dem Untertest „Konzentriertes und sorgfältiges Arbeiten", der seit 2022 ersatzlos aus dem TMS gestrichen wurde. Der prozentuale Wert an richtigen Aufgaben bleibt aber dennoch vergleichbar und gibt damit eine gute Orientierung, wie viele Aufgaben du in etwa korrekt lösen musst.

Lern- und Zeitplan erstellen

Wie lernt man richtig und wie viel Zeit muss für die Vorbereitung des TMS eingeplant werden? Um diese Frage soll es nun gehen. Hierfür habe ich zu verschiedenen Themengebieten 150 erfolgreiche Teilnehmerinnen befragt. Und das waren meine Fragen:

- Wie viele Wochen hast du dich auf den TMS vorbereitet?
- Wie viele Stunden am Tag hast du durchschnittlich gelernt/trainiert?
- Hast du einen Vorbereitungskurs besucht?
- Hattest du während der Vorbereitungsphase zusätzliche Pflichten, die mehr als 5 Stunden am Tag in Anspruch genommen haben (z. B. Schule, Ausbildung etc.)?

Zur besseren Übersicht (vgl. Abbildung 13) stelle ich die Antworten so dar, dass sie den verschiedenen Teilnehmergruppen zugeordnet werden können, und zwar den

- besten 10 % (Prozentrangwert 90 und besser),
- besten 20 % (Prozentrangwert 80–89),
- besten 30 % (Prozentrangwert 70–79),
- besten 40 % (Prozentrangwert 60–69) und
- besten 50 % (Prozentrangwert 50–59) der Testteilnehmerinnen.

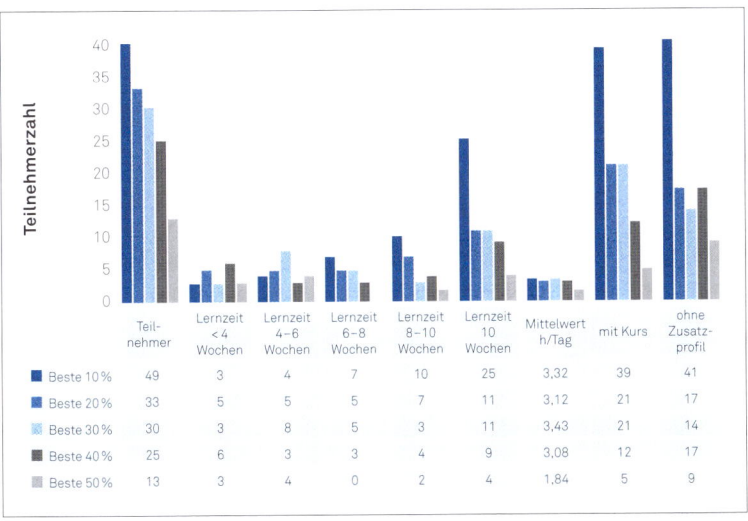

	Teil-nehmer	Lernzeit < 4 Wochen	Lernzeit 4–6 Wochen	Lernzeit 6–8 Wochen	Lernzeit 8–10 Wochen	Lernzeit 10 Wochen	Mittelwert h/Tag	mit Kurs	ohne Zusatz-profil
Beste 10 %	49	3	4	7	10	25	3,32	39	41
Beste 20 %	33	5	5	5	7	11	3,12	21	17
Beste 30 %	30	3	8	5	3	11	3,43	21	14
Beste 40 %	25	6	3	3	4	9	3,08	12	17
Beste 50 %	13	3	4	0	2	4	1,84	5	9

Abbildung 13:   Umfrage TMS-Vorbereitung

Die Ergebnisse meiner Befragung fasse ich nachfolgend zusammen:

- **Lern- bzw. Trainingszeit/Vorbereitungsdauer:** Es kann nicht grundsätzlich gesagt werden, dass die Teilnehmerinnen mit der längsten Lernzeit die besten Ergebnisse erzielt haben. Dennoch haben diejenigen, die unter den besten 10 % waren, sich tendenziell länger vorbereitet. 86 Teilnehmerinnen haben mehr als 2 Monate Lernzeit investiert, davon sind 41 % unter den besten 10 % gelandet und 21 % unter den besten 10 bis 20 %. Dahingegen haben nur 46 % der Teilnehmerinnen, die bei den besten 40 bis 50 % waren, mehr als 4 bis 6 Wochen Lernzeit investiert. Bei den Testteilnehmerinnen kann man also feststellen, dass ein zeitlich größerer Aufwand die Wahrscheinlichkeit eines besseren Ergebnisses erhöht, wenn auch nicht garantiert. Der Mittelwert an gelernten Stunden pro Tag der 150 Teilnehmerinnen, die unter den besten 10 % abschnitten, lag bei knapp über 3,3 Stunden pro Tag.

  Fazit: Ich empfehle eine mindestens 2-monatige Trainingszeit von durchschnittlich mindestens 3 bis 4 Stunden pro Tag. Dabei gehe ich von einer 6-Tage-Woche aus. Eine Verlängerung des Trainingszeitraumes schadet nicht.

- **Vorbereitungskurs:** Ein Vorbereitungskurs ist sicherlich nicht der Allheilsbringer, aber nützlich scheint er doch zu sein. Bei der Umfrage haben 80 % der Teilnehmerinnen, die unter die besten 10 % gekommen sind, einen Vorbereitungskurs absolviert. 62 % der Teilnehmerinnen unter den besten 40 bis 50 % hatten hingegen keinen Vorbereitungskurs absolviert und 52 % der Teilnehmerinnen der besten 30 bis 40 % hatten ebenfalls keinen Kurs absolviert.

  Fazit: Wenn die Zeit und das Portemonnaie es zulassen, empfiehlt sich ein Vorbereitungskurs. Dieser sollte aber vor dem Start der eigentlichen Vorbereitungsphase stattfinden und dient als Startschuss fürs Training.

- **Andere Pflichten in der Vorbereitungszeit (Ausbildung, Schule etc.):** 84 % der von mir befragten besten 10 % der Teilnehmerinnen konnten sich in der Lernphase Vollzeit auf die Testvorbereitung konzentrieren. Bei den besten 40 bis 50 % hatten 31 % in der Vorbereitungsphase auch andere Pflichten, die mehr als 5 Stunden am Tag in Anspruch genommen haben.

  Fazit: In der Tendenz kann man festhalten, dass es sinnvoll ist, wenn man sich in der Lernphase auf die Vorbereitung konzentrieren kann. Natürlich darf man einen kleinen Nebenjob oder Ähnliches haben, aber eben nichts, was durchschnittlich mehr als 5 Stunden am Tag beansprucht. Falls dies nicht möglich ist, ist eine längere Vorbereitungszeit sicherlich sinnvoll.

Struktur für die Vorbereitung

Eine gewisse Struktur und Regelmäßigkeit ist wichtig für die Vorbereitungsphase. Deshalb solltest du dir einen Plan machen, wie du was wann machen möchtest. Vorerst mal die unterschiedlichen Vorbereitungsformen:

1. **Vorbereitungskurs:** Es gibt eine Vielzahl an testvorbereitenden Instituten. Die Kurse dauern in der Regel zwischen 2 und 5 Tagen. Sinnvoll an einem Vorbereitungskurs ist aus meiner Sicht, dass dir generelle Strategien und Taktiken für eine erfolgreiche Testteilnahme vermittelt werden. Oft wird in den Kursen auch eine komplette Testsimulation durchgeführt, um den eigenen Leistungsstand zu testen. Die 5-Tageskurse betrachten meist auch die psychische Vorbereitung auf Auswahltests, vermitteln also beispielsweise Entspannungstechniken. In den Kursen lernst du außerdem Mitstreiterinnen kennen, mit denen du Trainingsgruppen gründen kannst. Bitte prüfe aber vorher genau, wer die Kurse halten wird. Ist das ein erfahrener Profi, der pädagogisch geschult ist und jahrelange Erfahrung in der Vorbereitung auf Auswahltests hat? Oder handelt es sich um eine studentische Dozentin, die hier auf Minijob-Basis etwas dazuverdient?
   Fazit: Ein Vorbereitungskurs ist sinnvoll, aber nicht Pflicht. Ich empfehle ihn zu Beginn der Vorbereitungsphase. Achte auf professionelle Dozentinnen, die Erfahrung in der Vorbereitung haben.

2. **In der Gruppe lernen/trainieren:** Geteiltes Leid ist halbes Leid, sagt man ja so schön. Es hilft, sich mit anderen zusammenzutun. Man kann voneinander lernen, sich gegenseitig motivieren, Unterlagen austauschen und sich selbst vergleichen. Eine Gruppengröße von zwei, maximal drei Personen halte ich für sinnvoll. Es sollten regelmäßige Termine vereinbart werden, am besten immer an den gleichen Tagen zu den gleichen Zeiten. Es gibt auch Vorbereitungsinstitute, die viel Wert auf Gruppentraining in der Vorbereitungsphase legen. Das finde ich sehr hilfreich, denn nach meiner Erfahrung spielt die Motivation eine entscheidende Rolle und die hältst du nach meiner Erfahrung in einer Gruppe leichter aufrecht, denn man kann sich gegenseitig stützen und motivieren.

Fazit: Dies ist typabhängig. Wenn du es gut findest, suche dir eine Lernpartnerin. Wenn du niemanden im Bekanntenkreis hast, wirst du sicherlich in den sozialen Medien fündig.

3. **Eigenständiges Training:** Das eigenständige Training ist wie beim Sport entscheidend für deinen Erfolg oder Misserfolg. Wer sich nicht hinsetzt und trainiert, wird keine Fortschritte erzielen. Das ist zeitaufwendig und anstrengend, aber unerlässlich.
Fazit: Unerlässlich! Das ist Pflicht.

4. **Testsimulationen:** Zu Beginn der Vorbereitungsphase empfehle ich eine erste Testsimulation, um eine Vorstellung vom Testablauf im Gesamten zu erhalten und um den Leistungsstand zu messen. Daraus kann auch abgeleitet werden, in welchen Untertests du mehr trainieren musst und wo weniger. Über die Dauer der Vorbereitungszeit solltest du mindestens alle 2 Wochen eine komplette Simulation schreiben und an einer *TMS-Generalprobe unter Realbedingungen* (z. B. https://planz-studienberatung.de/produkt/tms-generalprobe) teilnehmen, um dabei auch das Halten der Konzentration über die gesamte Testdauer zu trainieren und deinen Leistungsstand in der Gruppe zu vergleichen.
Fazit: Unerlässlich! Einige Testsimulationen sind ebenfalls Pflicht!

Welche Fehler solltest du unbedingt vermeiden?

Bevor du dich nun an die Planung deiner Testvorbereitung machst, will ich dir gerne meine gesammelten Erfahrungen aus den vergangenen 14 Jahren mitgeben.

1. Viele unterschätzen die Vorbereitungszeit und -intensität vollkommen. Lass dich hier auch nicht von früheren Teilnehmerinnen oder Posts im Internet irritieren. Immer wieder behaupten Leute: „Ich habe fast nichts gemacht und trotzdem ein super Ergebnis erzielt." Das kann glauben, wer will, ich tue es nicht. Wenn dir jemand erzählt, er wäre aus dem Stegreif die 100 Meter untrainiert in 11 Sekunden gerannt, glaubst du ihm das auch nicht. Besinn dich auf dich selbst und zieh dein Ding durch. Im Zweifel ist es immer besser, du hast zu viel als zu wenig gemacht.

2. Den Vorbereitungsstart zu verschleppen, ist sicherlich ein weit verbreitetes Phänomen. „Nächste Woche beginne ich mit der Vorbereitung ..." und schwupps sind wieder 3 Wochen vorbei, ohne dass großartig etwas passiert ist. Das rächt sich allerspätestens im Ergebnis.

3. Wer neben der Vorbereitung für den TMS arbeitet, einen Freiwilligendienst leistet oder gar sein Abi schreibt, wird meist in größere zeitliche Probleme geraten. Man sollte extrem gut organisiert sein, um die Testvorbereitung nebenher zu bewältigen.

4. Bitte nimm nicht am Test teil, wenn du schon weißt, dass du nicht gut genug vorbereitet bist. Auf gut Glück einfach dorthin zu gehen und darauf zu hoffen, dass man mit etwas Bonheur vielleicht doch gut abschneidet, hat nach meinen Erfahrungen in der Vergangenheit kein einziges Mal funktioniert.

5. Der heutige Test ist zwar ähnlich wie der Test in den 1980er und 1990er Jahren, aber es hat sich doch einiges verändert. Zum einen ist der Schwierigkeitsgrad deutlich erhöht worden und zum anderen hat sich die Konkurrenzsituation stark verändert, da sich viel mehr Teilnehmerinnen deutlich intensiver und genauer vorbereiten. Wenn ältere Generationen erzählen, der Test sei leicht zu meistern, ist das also nicht mehr ganz vergleichbar.

6. Es gibt Institutionen und Menschen, die behaupten, der Test könne nicht trainiert werden. Wenn viele andere daran glauben und auch danach handeln, ist das gut für dich, aber bitte tu dir selbst den Gefallen und glaube das nicht.

5.8.2 Der Hamburger Naturwissenschaftstest (HAM-Nat)

Das Hamburger Auswahlverfahren für medizinische Studiengänge (kurz: HAM-Nat oder Hamburger Naturwissenschaftstest) ist ein Auswahltest für zukünftige Medizinstudentinnen. Entwickelt wurde er am UKE (Universitätsklinikum Hamburg-Eppendorf), wo er im Auswahlverfahren für das Wintersemester 2008/2009 erstmals eingesetzt wurde. Er spielt in den Auswahlverfahren der folgenden Universitäten eine Rolle:

• Universität Hamburg
• Universität Magdeburg

Im HAM-Nat wird dein Wissen zu medizinisch relevanten Aspekten der naturwissenschaftlichen Fächer und dein logisches Verständnis geprüft. Der Test ist als Multiple-Choice-Test konzipiert. Es werden 60 Fragen aus Physik, Chemie, Bio und Mathe gestellt, für deren Bearbeitung rund 90 Minuten zur Verfügung stehen.

Außerdem gibt es 16 Fragen zum arithmetischen Problemlösen, die in unter 10 Minuten zu lösen sind und 16 Fragen zum relationalen Schließen, die in einer Viertelstunde durchgearbeitet werden müssen. Bei den Fragen zum arithmetischen Problemlösen und zum relationalen Schließen dürfen seit September 2022 nun doch Notizen oder Nebenrechnungen gemacht werden, das war vorher nicht der Fall und erleichtert die Sache ein wenig.

Die Teilnahme am HAM-Nat kostet 75 €. Hilfsmittel wie Taschenrechner, Mobiltelefone, Formelsammlungen und Schmierpapier sind nicht erlaubt.

Außerdem gibt's in Hamburg noch den sogenannten Situational Judgement Test (HAM-SJT), mit dem sozial-emotionale Kompetenzen überprüft werden.

Um den HAM-Nat einmal auszuprobieren, kannst du die beiden Selbsttests auf den Seiten der Uni Hamburg durchspielen (vgl. Linkliste im Downloadbereich zum Buch).

Die HAM-Nat-Vorbereitung

Du musst weder Raketeningenieurin noch Atomphysikerin oder promovierte Pathologin sein, um im HAM-Nat gut abzuschneiden. Jedoch solltest du die Vorbereitung auf den HAM-Nat keinesfalls auf die leichte Schulter nehmen, wenn du eine überdurchschnittliche Punktzahl erreichen musst.

Eine gute Vorbereitung funktioniert am besten mit guter und geeigneter Literatur (vgl. z. B. Meinelt, 2021; Ruthven-Murray & Meinelt, 2019), aber auch Lernvideos und Lernkarteien können hilfreich sein. Einigen fällt das Lernen in der Gruppe leicht, dann eignet sich eine Lerngruppe, andere brauchen einen Kurs mit einer Lehrerin, die ihnen auf die Sprünge hilft und den Lernerfolg regelmäßig kontrolliert.

Gut lesbare Literatur in Verbindung mit einer guten Nachhilfe kann selbst den vermeintlich schlechtesten „Chemie-Grundkurs-Pflichtwähler" in einen ansehnlichen Chemieprofi verwandeln. Das Zauberwort hierfür lautet „Verhältnismäßigkeit". Es gibt Bücher, die selbst gestandene Medizinstudentinnen als extrem anspruchsvoll empfinden.

Was nutzt es denn, wenn man sich durch 400 Seiten quält und danach genauso wenig weiß wie vorher?

Suche deine Literatur vor allem so zusammen, dass du dort abgeholt wirst, wo du stehst! Nutze keine Bücher, die ein großes Basiswissen voraussetzen – es sei denn, du bringst entsprechendes Basiswissen mit. Es ist also hilfreich, wenn du einige Stunden im gut sortierten Buchladen deines Vertrauens mit der Literaturrecherche verbringst, bevor du mit dem Lernen beginnst. Folgende Literaturtipps zur HAM-Nat-Vorbereitung habe ich für dich:

- **Fall 1:** „Ich belegte ein naturwissenschaftliches Fach nicht in der Oberstufe und habe keine Ahnung davon." → Bitte wähle einfache Oberstufenliteratur aus dem jeweiligen Fach aus.
- **Fall 2:** „Ich belegte einen naturwissenschaftlichen Grundkurs und habe ein gutes Fundament." → Dann kannst du dich mit der Oberstufenliteratur auf Leistungskursniveau beschäftigen.
- **Fall 3:** „Ich belegte einen naturwissenschaftlichen Kurs mit erhöhtem Anforderungsniveau und/oder brauche mindestens 80 % im HAM-Nat." → Da passt dann auch bereits Literatur für Medizinstudentinnen der ersten Semester. Das ist das Niveau, das es braucht, um zu den besten 20 % der Testteilnehmerinnen zu gehören.

5.8.3   Auswahlgespräche

An zahlreichen Universitäten, aber auch in der Auswahl der Landärztinnen kommen mittlerweile mündliche Auswahlverfahren zum Einsatz, um die Motivation und Eignung der Bewerberinnen zu überprüfen. Meist handelt es sich dabei um mindestens 20-minütige Auswahlgespräche vor mindestens zwei Interviewern. Im Vorfeld werden oftmals ein Motivationsschreiben und Lebenslauf verlangt.

Da zu Auswahlgesprächen meist nur zwei- bis dreimal so viele Bewerberinnen eingeladen werden, wie Studienplätze vorhanden sind, ist die Vorauswahl sehr limitiert. Du solltest dir also die Vorauswahlkriterien vorher genau anschauen und kritisch prüfen, ob eine Einladung überhaupt realistisch ist. In Greifswald spielt zum Beispiel die Abiturnote in der Vorauswahl für die Auswahlgespräche in der Humanmedizin eine sehr entscheidende Rolle. Eine Einladung mit einer 2 vor dem Komma beim Abitur ist deshalb sehr unrealistisch.

Des Weiteren solltest du dir im Klaren darüber sein, dass ohne berufspraktische Erfahrungen im medizinischen Bereich in den meisten Auswahlgesprächen kein Blumentopf zu gewinnen ist. Das liegt nicht daran, dass diese so hoch bewertet werden, sondern daran, dass diese Erfahrungen ein Grundgerüst dafür bilden, die eigene Entscheidungsfindung sowie die persönliche Motivation überzeugend darstellen zu können. Ich empfehle deshalb niemandem, der nicht mehrere Monate berufspraktische Erfahrungen im medizinischen Bereich gesammelt hat, sich für ein Auswahlgespräch zu bewerben. Kann sich also eine frisch gebackene Abiturientin gar nicht für ein Auswahlgespräch bewerben? Natürlich geht das, erstens haben viele bereits vor ihrem Abitur umfangreiche Erfahrungen gesammelt, zum Beispiel als freiwillige Sanitäterinnen beim Roten Kreuz oder indem sie ihr Krankenpflegepraktikum direkt im Juli begonnen haben.

So, du bist zum Auswahlgespräch eingeladen worden und sollst nun ein Motivationsschreiben und einen Lebenslauf erstellen. Da man mit diesen Themen ganze Bücher füllen kann, werde ich mich im Folgenden auf das Wesentliche beschränken und empfehle dir, dich noch zusätzlich mit der entsprechenden Literatur zu beschäftigen.

Beide Dokumente sind sehr wichtig. Hier musst du deine Motivation und deine Eignung darstellen. Viele denken: „Hier schreib ich mal was Nettes und den Rest regele ich im Gespräch." Falsch! Die Erstellung des Motivationsschreibens und des Lebenslaufs sind gleichzeitig deine Gesprächsvorbereitung. Was du hier nicht richtig machst, wirst du im Gespräch nur schwerlich wieder hinbiegen können, denn was glaubst du, warum ein solches Dokument von dir eingefordert wird? In diese Dokumente musst du all deine Energie und Liebe reinstecken, ansonsten brauchst du überhaupt nicht bei einem Auswahlgespräch anzutreten. Das macht man nicht mal eben an einem Nachmittag.

Viele vernachlässigen bei der Vorbereitung der Unterlagen ihren *Lebenslauf*. Beim Lesen solcher Dokumente beschleicht mich häufig das Gefühl, dass die Verfasserin nur eine Art Behördendokument mit ihren total langweiligen Jahreszahlen ausgefüllt hat. Das Dokument hat keinerlei Leben in sich, geschweige denn, dass man eine Person hinter diesem Stück Papier erahnen könnte.

Du solltest in deinem Lebenslauf auch deine interessanten Seiten zeigen und dies sind oftmals deine Hobbys und freiwilligen Aktivitäten. Viele lassen diese komplett außen vor. Genau in diesen Bereichen hat dich niemand zu irgendetwas gezwungen, sondern all das hast du komplett freiwillig gemacht. Dies solltest du auch auflisten. Die Leserin bekommt so eine Vorstellung von dir als Person. Geize also bitte nicht mit wichtigen Informationen und präsentiere nur lauter unwichtige Informationen. Einige Beispiele:

1996–2000: Grundschule Sonnenschein im Sonnental
- Dass du in der Grundschule warst, ist anzunehmen. Dort ist jeder gewesen, ist aber auch schon sehr lange her. Dies ist also eine eher uninteressante Information, es sei denn, du warst in der Grundschule in Namibia.

2000–2012: Sonnenschein Gymnasium im Sonnental, Abschluss Abitur im Juni 2012
- Durchschnittsnote? Prüfungskurse? Facharbeit? Stufensprecherin? Schulsanitäterin? Chor? Abiball organisiert? Niemand möchte diese Informationen alle in deinen Zeugnissen oder Urkunden nachlesen bzw. recherchieren. In einem guten Lebenslauf sollten diese Informationen vermerkt sein.

August 2010: zweiwöchiges Praktikum beim Allgemeinarzt
- Name des Arztes? Was hast du gemacht: Im Keller Akten sortiert, Kaffee gekocht? Bitte verdeutliche, dass dich das Praktikum interessiert hat und dass du Erfahrungen gesammelt hast. Dafür reichen Stichworte, wie: Patientendaten aufgenommen, Verbände gewechselt und so weiter.

Hobbys: Fußball, lesen und Freunde treffen
- Fußball gucken oder selber spielen? Im Verein oder hin und wieder mal mit Freunden im Park? Welcher Verein, wie lange, welche Liga, welche Erfolge und so weiter? Das Hobby „lesen" steht in jedem zweiten Lebenslauf und bei mindestens 90 % der Leute steckt hinter dieser Angabe nur heiße Luft. Überlege dir, ob dies ein Hobby ist oder nicht. Falls ja, dann solltest du mit einer Professorin der Medizin ein Gespräch darüber führen können. Das sollte dann optimalerweise auch über Harry Potter, den du vor einem halben Jahr gelesen hast, hinausgehen. Ich denke, über „Freunde treffen" muss ich mich jetzt nicht mehr näher auslassen.

Bitte vergiss in deinem Lebenslauf keine wichtigen Informationen: Viele junge Leute haben beispielsweise über Jahre hinweg als Babysitter ihr Taschengeld aufgebessert, erwähnen dies aber nicht in ihrem Lebenslauf, weil sie das als unwichtig empfinden. Es geht in diesem Fall nicht so sehr um die Tätigkeit an sich, sondern um die Kompetenzen, Eigenschaften und Fähigkeiten, die du dadurch erworben hast und die aus der Erwähnung dieser Tätigkeit geschlossen werden können. Wenn jemand über mehrere Jahre als Babysitter gearbeitet hat, ist dieser zuverlässig, vertrauenswürdig, gewissenhaft, verantwortungsbewusst und kann gut mit Kindern umgehen. Von einer Abiturientin erwartet niemand, dass sie schon bei einer Herz-OP assistiert oder einen bahnbrechenden Erfolg in der Krebsforschung erzielt hat. Es reichen kleine Dinge, die etwas über dich sagen und zeigen.

Für das *Motivationsschreiben* gibt es kein Patentrezept. Aber ich rate dir, die folgenden Dinge zu beachten:

- Bevor du einfach drauf losschreibst, vollziehe zunächst einen Perspektivwechsel und überlege dir, welche Auswahlkriterien du festlegen würdest, wenn du im Auswahlkomitee sitzen würdest.
- Versuche nicht, irgendetwas zu konstruieren, sondern versuche deine wirklichen Motivationsgründe zu finden.
- Du wirst hier Schwächen an dir feststellen. Das können zum Beispiel Fähigkeiten oder Erfahrungen sein, die dir einfach im bisherigen Lebenslauf fehlen bzw. Bereiche, in denen du bisher nicht gerade geglänzt hast. Bitte versuche nicht, diese in einem Motivationsschreiben zu rechtfertigen, sondern nenne sie keinesfalls im Motivationsschreiben. Du solltest dich aber darauf vorbereiten, dass sie im Gespräch thematisiert werden, und dann solltest du entsprechende Antworten parat haben.
- Sei niemals überheblich oder besserwisserisch, stelle aber auch nicht dein Licht unter den Scheffel. Du verfasst hier ein Werbeschreiben über dich selbst und irgendwie sollte schon zwischen den Zeilen durchschimmern, dass du als zukünftige Studentin für die Universität ein echter Hauptgewinn wärst.
- Das Ziel des Aufnahmeverfahrens ist es, dass du eine Studentin der Humanmedizin wirst. Zwischen einer Studentin der Humanmedizin und einer Ärztin besteht ein Unterschied und den solltest du klar vor Augen haben, denn die Universität sucht primär ersteres.
- Über jeden Abschnitt deines Motivationsschreibens solltest du in einem Auswahlgespräch mehr erzählen können oder darüber eine Diskussion führen können.
- Erfahrungen und konkrete Beispiele aus deinem bisherigen Leben sind immer stärkere Argumente als irgendwelche Feststellungen oder Be-

hauptungen. Damit machst du eine persönliche Entscheidungsfindung und Eignung nachvollziehbar. Mit Sätzen wie *„Seit meiner frühesten Kindheit interessiere ich mich schon für die Medizin …"* wirst du niemanden vom Hocker reißen. Das ist eine Behauptung, die immer wie eine hohle Phrase klingt.

- Bitte lass deine Eltern oder andere Personen aus dem Spiel. Hier geht es um deine persönliche Entscheidung und niemand ist daran interessiert, was Menschen aus deinem Umfeld machen. Damit erweckst du nur den Eindruck, dass deine Entscheidung extern beeinflusst ist.

O. K., der große Tag ist da und es kommt zum eigentlichen *Auswahlgespräch*. Folgende Dinge sind wichtig:

- Das ist ein wichtiger Tag und es ist ein wichtiges Ereignis. Also kleide dich entsprechend. Generell gilt: Overdressed gibt es nicht. Die Wahl der Kleidung sollte sich aber auch nicht an einer Hochzeitsfeier oder dem Abiball orientieren. Das schicke Kleidchen mit dem tollen Ausschnitt bleibt im Schrank.
- Es gibt Benimm-Regeln, die du trotz aller Aufregung nicht vergessen solltest: Du stürmst nicht einfach ins Zimmer, sondern klopfst vorher an. Du pflanzt dich nicht einfach auf den nächstbesten Stuhl, sondern wartest, bis man dir einen Platz anbietet. Du sagst freundlich „Guten Tag", stellst dich vor und guckst den Leuten dabei in die Augen und so weiter. Zur Not frag deine Oma oder kauf dir einen Knigge.
- Du bist auf die Standardfragen eines Auswahlgespräches vorbereitet und faselst nicht vollkommen überrascht auf die Frage *„Was sind Ihre Schwächen?"* irgendwas vom Rauchen, dass du aber bald aufhören möchtest. Die geeigneten Antworten auf solche Standardfragen werden ausführlich in der entsprechenden Literatur oder im Internet behandelt. Du solltest dir aber immer eigene Formulierungen einfallen lassen.
- Eine gute Vorbereitung ist die halbe Miete. Vermutlich sind 80 % der Fragen vorhersehbar: Es geht um dich als Person und das Medizinstudium.
- So ein Gespräch ist keine Kuschelveranstaltung. Immer wieder wird mir erzählt *„der eine Professor mochte mich nicht"*. Sorry, ich glaube, du bist dem ziemlich egal, aber jeder spielt in diesem kleinen Theaterstück eine Rolle. Du hast die Hauptrolle und oftmals gibt es auch einen Bösewicht bzw. es kann eine Phase des Gespräches geben, in der man beginnen wird, dich unter Druck zu setzen oder anzugreifen. Ziel ist es, zu sehen, wie du damit umgehst und darauf reagierst. Bleib cool

und sachlich. Lass dich keinesfalls provozieren, reagiere nicht pampig, beleidigt, eingeschnappt, eingeschüchtert oder was auch immer. Ganz normal weitermachen.

- Sei ehrlich, denn Lügen haben kurze Beine und du sprichst mit erfahrenen Prüferinnen.
- Solange es um deine Person und dein Leben geht, hast du ein Heimspiel. Das solltest du nutzen und eine ausreichende Anzahl an Geschichten und Erfahrungen vorbereitet haben, über die du sprechen kannst. Wenn du zu allen persönlichen Fragen immer nur zwei Sätze sagen kannst, ist das Gespräch zu deiner Person und über dein Leben schnell beendet und geht auf ungewohntes Terrain über. Es können Fragen zum Medizinstudium oder unserem aktuellen Gesundheitssystem kommen. Und ich versichere dir, das können dann die längsten 20 Minuten deines bisherigen Lebens werden.
- Neugierde und Wissbegierde sind wichtige Eigenschaften für die Wissenschaft. Lass also deine Neugierde auch durchblicken und überlege dir, an der einen oder anderen Stelle auch mal eine Frage zu stellen.
- Also dann, viel Erfolg!

5.8.4   Multiple Mini-Interviews (MMI)

Dieses neue Auswahlverfahren stammt aus Kanada. Einzelne öffentliche Unis, aber auch viele private Unis nutzen diese Form von Auswahlverfahren.

Aber was ist ein Multiple Mini-Interview jetzt eigentlich? Das Multiple Mini-Interview ist eine Methode der Eignungsfeststellung. Dabei sollen deine emotionalen Fähigkeiten (Soft Skills) möglichst umfassend und objektiv ermittelt werden. Du durchläufst einen Parcours mit verschiedenen Stationen und wirst mit unterschiedlichen Situationen konfrontiert, die du bewältigen musst. Anhand der Bewältigungsstrategie ist es möglich, deine Verhaltensweisen und emotionalen Fähigkeiten zu beurteilen und somit deine Eignung für den Arztberuf zu ermitteln.

Die Aufgaben der einzelnen Stationen können recht unterschiedliche Elemente beinhalten: Du sollst eine Entscheidung in einem ethischen Dilemma treffen, Prioritäten setzen, eine Bildbeschreibung oder einen kurzen Aufsatz erstellen, Rollenspiele durchführen – beispielsweise Patientengespräche, Diskussionen zu aktuellen Themen führen oder die eigene Studienmotivation und deine persönlichen Berufsziele erörtern.

Dabei geht es nicht immer nett zu. Die Stationen sollen unter anderem auch zeigen, wie du mit Stress oder unlösbaren Situationen umgehst. Weitere Bewertungskategorien können Kommunikationsfähigkeit, Konfliktverhalten, Reife, rationales Handeln, Einfühlungsvermögen, Entscheidungsstärke und soziale Aspekte wie Teamfähigkeit oder Sensibilität sein.

Das MMI erfreut sich immer größerer Beliebtheit, weil es die weit verbreitete Forderung, Medizinstudentinnen nicht nur nach den erbrachten Schulleistungen auszuwählen, erfüllt. Die Forderung scheint berechtigt, denn nicht jede Einser-Abiturientin ist automatisch gleich eine gute Medizinerin oder gute Ärztin.

Im Gegensatz zu Auswahltests wie dem HAM-Nat oder dem TMS geht es in den Multiple Mini-Interviews nicht um trainierbare Leistung oder erlerntes Wissen. Es geht primär um soziale Fähigkeiten und Verhaltensweisen. Das MMI ist also kein Test im eigentlichen Sinne, den du bestehen kannst. Die Fragestellung ist, ob deine Persönlichkeit erwarten lässt, dass am Ende des Studiums eine gute Ärztin aus dir wird. Wichtig für das Verständnis ist, dass es beim MMI nicht um Leistung im schulischen Sinne geht. Die Leistungsbereitschaft und -fähigkeit werden bereits in der Vorauswahl (Abiturnoten oder Auswahltests) sichergestellt.

Folgende Kriterien entscheiden über den Erfolg beim MMI:

- *Stressbewältigung.* Kannst du unter Stress die richtigen Entscheidungen treffen? Wie reagierst du bei Überforderung, Konflikt oder Zeitdruck?
- *Kommunikation.* Kannst du auf die Gesprächspartnerin eingehen und dich und ihren Standpunkt verständlich machen? Bist du in der Lage, bei Konflikten sicher zu agieren?
- *Einfühlungsvermögen.* Hast du ein gutes Verständnis deines Gegenübers? Kannst du auf die Bedürfnisse deiner Gesprächspartnerinnen eingehen?
- *Rationales Handeln.* Kannst du analytische Entscheidungen treffen? Folgt dein Handeln einem logischen Muster und bist du in der Lage, Prioritäten zu setzen?
- *Entscheidungsstärke.* Wirkst du entschlossen und bist du in deinen Entscheidungen sicher? Sind getroffene Entscheidungen gut und nachvollziehbar?

Man kann ein MMI nicht vorbereiten, indem man etwas lernt. Durch das Sammeln von Erfahrungen lässt sich das Abschneiden in einem MMI jedoch deutlich verbessern. Diese Erfahrungen können auf ganz „natürliche" Art gesammelt werden, beispielsweise durch Praktika, Freiwilligendienste oder eine medizinische Ausbildung. Hier spielt vor allem die Dauer und die Intensität eine gewichtige Rolle. Wer jedoch von vornherein die Persönlichkeitsmerkmale mitbringt, welche in einem MMI vorteilhaft sind, kann das Sammeln von Erfahrungen möglicherweise etwas verdichten.

Aspekte wie Stressbewältigung, Kommunikation oder Entscheidungsstärke lassen sich in einem Training durchaus verbessern! Außerdem gibt es grundlegende Verhaltensmuster, die erlernbar sind.

Hilfe für Multiple Mini-Interviews

Bei jedem Aufgabentyp ist es empfehlenswert, systematisch vorzugehen. Zunächst einmal ist es wichtig, die Aufgabenstellung – soweit dies möglich ist – mit Ruhe anzugehen. Zu Beginn einer Aufgabe erfolgt eine kurze Analyse, um welchen Aufgabentyp es sich handelt und welche Lösungsstrategie gefragt ist. Dabei helfen die Fragen:

- Was wird von mir erwartet?
- Wie würde sich eine Ärztin in dieser Situation verhalten?

Dazu sollte klar sein, dass es weniger um Fachwissen als um die Persönlichkeit geht:

- Es ist wichtig, die Zielsetzung des MMI zu verinnerlichen. Im MMI soll ein Bewerberin Fragen beantworten und Verhaltensweisen zeigen, die belegen, dass sie eine gute Ärztin wird.
  Vor dem MMI solltest du eine Übersicht zu deinen Stärken erstellen, die zum Arztberuf passen. Soweit möglich, solltest du diese in die Gespräche integrieren.
- Ein wesentlicher Faktor für den Erfolg im MMI ist das Zeitmanagement. Wenn du für eine Aufgabe 8 Minuten Zeit bekommst, sollte diese Zeitspanne optimal genutzt werden.
  Du solltest vor dem MMI trainieren, kleine Aufgaben in möglichst exakt der vorgegebenen Zeit zu lösen, um ein Gefühl für dein optimales Tempo zu bekommen. Auch der Aufbau von Aufgabenlösungen lässt sich trainieren.

- Genauigkeit ist sehr wichtig für Ärztinnen. Gerade in Rollenspielen werden kleine Details eingebaut, deren Wahrnehmung sehr wichtig ist. Man sollte sich angewöhnen, genau zuzuhören, genau zu beobachten und präzise zu formulieren.
- Ärztinnen müssen in Konflikten stets souverän auftreten. In Szenarien mit Konflikten ist es wichtig, dass du die Kontrolle erlangst und eine gute Konfliktlösung findest.
  Konfliktlösungen kannst du sehr gut üben. Wichtig ist, den Grund für den Konflikt zu finden und diesen ohne Aggression zu bearbeiten.
- Ärztinnen müssen gut mit intensiver Überforderung zurechtkommen. Die Stressbewältigung wird unter Beweis gestellt, indem du mit nicht lösbaren Aufgaben konfrontiert wirst.
  Es gibt sinnvolle Strategien, wie nicht lösbare Aufgaben bearbeitet werden können. Vor allem ist es hier wichtig, Ruhe zu bewahren!
- Im Arztberuf gibt es manchmal kein klares Richtig oder Falsch. Jede Entscheidung, die getroffen wird, ist vielschichtig. Es ist wichtig, vor der Problemlösung möglichst viele Aspekte und Lösungsmöglichkeiten zu diskutieren.
  Gerade für schwerwiegende Entscheidungen kannst du üben, möglichst viele Aspekte zu diskutieren und verschiedene Standpunkte einzunehmen.

Lösungsansätze für Standardsituationen

Hier einige Vorschläge zum Umgang mit Standardsituationen:
- **Ethisches Dilemma:** Du bekommst eine Situation geschildet, bei der es keine gute Lösung gibt. Gefragt ist eine Herangehensweise, die ethisches Gespür verlangt. Denn es ist meist nicht möglich, alle Gesichtspunkte der Aufgabe zufriedenstellend zu lösen.
  Wichtig hier ist ein möglichst breites Grundwissen in ethischen Fragen und außerdem ein Grundverständnis für den juristischen Hintergrund. In der Lösung geht es darum, dass du möglichst verschiedene Sichtweisen beschreibst und erklärst, welcher Sichtweise du dich warum anschließt. Im Zweifel ist ein Bezug auf die rechtliche Regelung oder auf einen ethischen Konsens hilfreich.
- **Ratschlag:** Es wird eine schwierige Situation dargestellt, in der du einen Ratschlag geben sollst. Im Dialog musst du eine Lösung finden. Hier ist es wichtig, dass du das Problem genau verstehst. Neben den Fakten spielen hier oftmals emotionale Aspekte eine wichtige Rolle.

Du solltest deine Meinung hinter die Bedürfnisse des Gegenübers stellen und versuchen, durch Fragen der Lösung näherzukommen.

- **Prioritäten:** Oftmals wird eine Problemsituation mit verschiedenen Lösungsmöglichkeiten geschildert. Alle Möglichkeiten führen jedoch zu einem ungünstigen Ergebnis. Es müssen Prioritäten gesetzt werden. Wenn alle Lösungen scheinbar schlecht sind, sollest du versuchen, die Konsequenzen anhand des möglichen Schadens zu sortieren. Nicht selten sind die Szenarien so aufgebaut, dass andere oder du selbst von negativen Konsequenzen getroffen werden. Welches Ergebnis ist in der Gesamtbetrachtung das beste?
- **Konflikt:** Es wird eine Konfliktsituation inszeniert. Du sollst aus deiner Rolle heraus die Streitsituation mit einer Konfliktlösung beenden. Besonders wichtig in Konflikten ist es, herauszubekommen, worum es überhaupt geht. Außerdem solltest du danach streben, auf eine sachliche Ebene zu kommen. Eine gute Lösung wägt ab, wie die Argumente der Gegenseite in die Konfliktlösung einfließen müssen. Gefragt ist außerdem ein hohes Maß an Souveränität und ein selbstbewusstes, aber nicht aggressives Verhalten.
- **Überforderung:** Eine Aufgabe ist so umfangreich, dass sie in der vorgegebenen Zeit nicht lösbar ist. Ruhe bewahren und eine möglichst gute Lösung erzielen lautet hier die Devise.
  Hier gilt es, schnell abzuschätzen, wie ein möglichst gutes Ergebnis aussehen kann. Ist es sinnvoll, nur einen Teil der Aufgaben recht gründlich zu bearbeiten oder ist ein Vorgehen nach dem Motto „quick and dirty" zielführender? In jedem Fall musst du Ruhe und Besonnenheit ausstrahlen.

Zur optimalen Vorbereitung eines MMI empfiehlt sich Folgendes:

1. **Typfrage:** Alle Vorbereitung hilft nur dann, wenn du als Typ einem MMI gewachsen bist. Du bist kommunikativ, verfügst über ausgeprägte soziale Kompetenzen und stellst dich gerne kritischen Diskussionen? Dann bist du hier richtig.
2. **Grundlegende Reflexion:** Viele Dinge sollten vor dem MMI von dir reflektiert werden und nicht erst in der Situation. Absolute Grundlage sind Fragestellungen, warum du Ärztin werden möchtest, was dich dafür qualifiziert und wie du sicherstellst, dass du den Anforderungen im Studium und im Beruf gewachsen bist. Auch ist es ratsam, sich mit aktuellen Fragestellungen zu beschäftigen. Vor allem die großen aktuellen ethischen Fragestellungen sollten von dir bereits einmal durchdacht worden sein.

3. **In der Gruppe spielen:** Es sollte dir Freude bereiten, in Gruppen zu diskutieren, eigene Szenarien durchzuspielen, sich gegenseitig herauszufordern und dabei zu beobachten. Solche Erfahrungen helfen in jedem Fall! Du solltest dir dabei eine Gruppe suchen, der du gewachsen bist.

4. **Improvisation:** Natürlich kannst und sollst du nicht jedes erdenkliche Szenario vorab durchspielen. Was in jedem Fall hilft, ist, die eigene Fähigkeit zur Improvisation zu verbessern. Das kannst du in der Gruppe durch kleine Übungen und Rollenspiele trainieren.

5. **Konflikttraining:** Das hilft nicht nur bei einem Multiple Mini-Interview. Wer lernt, Konflikte zu verstehen und dabei gute Lösungen zu finden, hat in den MMI einen klaren Vorteil! Themen hier sind der Konfliktgegenstand oder das Erreichen einer sachlichen Konfliktebene.

5.9 Abschließende Empfehlung für die Bewerbung bei hochschulstart.de

Es ist wichtig, dass du deine eigenen Bewerbungschancen bei hochschulstart.de realistisch einschätzt. Hast du gute Chancen oder müsste Fortuna Schwerstarbeit leisten, damit es klappt? Es bringt nichts, die Augen zu verschließen. Wenn du gute Chancen hast, dann beschäftige dich sehr gewissenhaft mit dem Bewerbungsprozess bei hochschulstart.de und mit den entsprechenden Bonuskriterien.

Wenn deine Chancen eher durchwachsen oder sogar schlecht sind, weil du viele Bonuskriterien bereits ausgenutzt hast und immer noch weit entfernt von den Auswahlgrenzen bist, dann solltest du dich spätestens jetzt mit den alternativen Wegen ins Medizinstudium beschäftigen.

6 Alternative Wege ins Medizinstudium

Dass eine reguläre Bewerbung über hochschulstart.de nicht klappen wird, ist zunächst einmal eine wichtige Erkenntnis. Wenn deine Chancen über hochschulstart.de also nicht so rosig sind, dann solltest du keinesfalls die Flinte ins Korn werfen, sondern dir die folgenden Kapitel genau durchlesen. Auch wenn die aufgezeigten alternativen Wege, doch noch zu deinem Wunschstudienplatz zu gelangen, nicht einfach sein werden, lohnt es sich allemal, sich genauer mit diesen Wegen zu beschäftigen. Denn schließlich wirst du nach einem erfolgreich absolvierten Studium noch 40 bis 50 Jahre in diesem Beruf arbeiten. Deshalb aus Bequemlichkeit zu sagen, *„Och, dann studiere ich halt Jura"*, kann sich später bitter rächen. Kurzfristig kann es vielleicht eine einfache Lösung sein, dir in deiner Traumstadt ein Zimmer in einer WG zu suchen und endlich deine Studienzeit zu starten. Wenn du aber mit dem Studium fertig bist und dann nach 5 Jahren Arbeit feststellst, *„irgendwie läuft hier was falsch, das wollte ich doch überhaupt nicht so"*, dann ist es zu spät. Du solltest also zu diesem Zeitpunkt nochmals genau überprüfen, ob die Entscheidung bzw. dein Ziel, Medizin zu studieren, für dich wirklich wichtig ist und dir dann die alternativen Möglichkeiten genauer ansehen.

Die alternativen Wege ins Medizinstudium unterteilen sich in folgende Bereiche:
1. Quereinstieg ins Medizinstudium an einer deutschen Universität (vgl. Kapitel 6.1)
2. Studienplatzklage (vgl. Kapitel 6.2)
3. Losverfahren an deutschen Universitäten (vgl. Kapitel 6.3)
4. Private Universitäten (vgl. Kapitel 6.4)
5. Medizinstudium bei der Bundeswehr (vgl. Kapitel 6.5)
6. Medizinstudium im Ausland (vgl. Kapitel 7)

Es empfiehlt sich nicht, hier nur auf eine der Möglichkeiten zu setzen. Du solltest besser mehrgleisig fahren. Jeder dieser Bereiche bietet Chancen und Risiken und hat Vor- und Nachteile.

6.1   Quereinstieg ins Medizinstudium

Den Quereinstieg führe ich hier nur noch auf, da ich immer wieder darauf angesprochen werde. Nach meiner Erfahrung klappt er aber nicht mehr. Quereinstieg bedeutet, zunächst einige Semester in einem anderen Fach zu studieren, dessen naturwissenschaftliche Grundlagen denen des Medizinstudiums so nahe wie möglich kommen. Werden die erbrachten Leistungen als gleichwertige Studienleistungen anerkannt, kannst du dich für ein höheres Fachsemester in einem medizinischen Studiengang bewerben. Die Bewerbung erfolgt dann direkt an den Universitäten – nicht über hochschulstart.de. Zwar sind die medizinischen Studiengänge auch im höheren Fachsemester zulassungsbeschränkt – aber die Bewerberzahl ist dann nicht mehr ganz so hoch.

Aber der Quereinstieg funktioniert vor allem deshalb nicht mehr, weil es eine Unterscheidung in Ortswechslerinnen und Fachwechslerinnen bei Bewerbungen im höheren Fachsemester gibt.

Ortswechslerinnen: Dies sind Bewerberinnen, die bereits in dem Studiengang (also in diesem Fall konkret in der Zahn- oder Humanmedizin) innerhalb des Bundesgebietes oder der Europäischen Union eingeschrieben sind und sich für den gleichen Studiengang (Zahn- oder Humanmedizin) bewerben.

Fachwechslerinnen: Dies sind Bewerberinnen, die anrechenbare Leistungen aus anderen Studiengängen (Quereinsteigerinnen) innerhalb oder außerhalb der EU einbringen können.

Grundsätzlich gilt bei Bewerbungen im höheren Fachsemester, dass Ortswechslerinnen Vorfahrt vor Fachwechslerinnen haben. Und da es durch die vielen privaten und ausländischen Studentinnen in der Zahn- und Humanmedizin mehr als genug Bewerberinnen in den höheren Fachsemester in Deutschland gibt, haben Fachwechslerinnen meist keine Chance auf einen Studienplatz im höheren Fachsemester. Deshalb ist der Quereinstieg heute nicht mehr zu empfehlen. Wenn ältere Semester davon erzählen, dass das früher immer super geklappt hat, dann liegt das daran, dass es früher diese Vorfahrtsregelung nicht gab und dieser Weg deshalb tatsächlich oftmals funktioniert hat.

Die einzige Möglichkeit, die nach meinen Informationen noch funktioniert, ist die Klage im höheren Fachsemerster, wenn du entsprechende Leistungsnachweise vorbringen kannst.

6.2   Die Studienplatzklage

Die erste Reaktion von vielen ist hier: *Das ist unmoralisch, ethisch total verwerflich und absolut fies. Anderen den Studienplatz wegzunehmen, ist doch wirklich das Allerletzte.* Stopp! All das ist komplett falsch. Erstens nehmen Studienplatzkläger niemandem einen Studienplatz weg, sondern sie bekommen Studienplätze, die es vorher gar nicht gab. Zweitens: Wenn der Gesetzgeber eine rechtliche Möglichkeit vorsieht, einen Studienplatz einzuklagen, dann ist dies ein vollkommen legitimer Weg, einen Medizinstudienplatz zu erhalten.

Das Problem ist allerdings, dass heute aufgrund der Vielzahl der Klägerinnen eine Studienplatzklage für das Studienfach Humanmedizin eigentlich nicht mehr empfehlenswert ist. Wenn beispielsweise an einem Standort wie München über 1.000 Kläger auftreten und vielleicht 30 Plätze von der Universität nachnominiert werden müssen, dann ist die Chance, im Losverfahren einen dieser Plätze zu erhalten, relativ gering. Deshalb werden dir auch alle Anwältinnen empfehlen, nicht einen, sondern mindestens 10 bis 15 Standorte zu verklagen. Jetzt bin ich kein Anwalt, aber ich würde deine Chance, über 15 Studienplatzklagen einen Studienplatz zu ergattern, auf unter 10 % taxieren. Dies ist natürlich eine Chance, allerdings eine sehr kostenintensive. Jede Studienplatzklage kostet grob über den Daumen gepeilt 1.200 €. Bei 15 Klagen bist du also nicht mehr weit von Kosten in Höhe von 20.000 € entfernt. Wenn bei dir bzw. in deiner Familie Geld kein Problem ist, dann kannst du eine Studienplatzklage in Erwägung ziehen. Ansonsten würde ich davon ganz klar abraten.

Etwas anders sieht es mit Studienplatzklagen für die höheren Fachsemester aus. Natürlich müsstest du zunächst einmal grundsätzlich zu der Gruppe gehören, die für einen Einstieg in ein höheres Fachsemester überhaupt infrage kommt. Dazu gehören insbesondere Quereinsteigerinnen (vgl. Kapitel 6.1) und Studentinnen der Humanmedizin im Ausland (vgl. Kapitel 7). Diese können ab einem bestimmten Zeitpunkt ihres bisherigen Studiums mindestens ein Semester in der Humanmedizin in Deutschland nachweisen und damit eine entsprechende Einstufung des Landesprüfungsamtes erhalten. Damit können sie sich für einen Studienplatz im höheren Fachsemester an jeder der 39 deutschen Hochschulen bewerben und im Falle einer Ablehnung dagegen klagen. Da die Zahl der Klägerinnen hier deutlich geringer ist, sind die Erfolgsaussichten viel höher.

6.3   Losverfahren an deutschen Universitäten

Nach Abschluss der Nachrückverfahren sind manchmal noch nicht besetzte Studienplätze übrig. Diese werden an allen Universitäten per Losverfahren vergeben. Wenn du also im regulären Verfahren keinen Studienplatz erhalten hast, solltest du bei allen Universitäten am Losverfahren teilnehmen. Jedoch sind dies meist nicht sehr viele Plätze. Einige Universitäten weisen auf ihren Websites sogar darauf hin, dass sie in der Human- oder Zahnmedizin in den letzten Jahren so gut wie keine Plätze verlost haben.

Die Teilnahme ist einfach und formlos per Brief oder im Internet möglich. Die Hochschulen veranstalten nur im Falle von vorhandenen Restplätzen entsprechende Losverfahren. Meine Kollegen und ich sammeln jedes Semester die aktuellen Links zu den Losverfahren auf unserer Internetseite (www.planz-studienberatung.de/losverfahren-medizin). Hier kannst du dich über die aktuellen Fristen und Verfahren informieren.

6.4   Private Universitäten und Medical Schools in Deutschland

In den vergangenen Jahren haben sich neben der privaten Universität Witten-Herdecke in Deutschland auch einige Medical Schools in privatwirtschaftlicher Trägerschaft etabliert. Weil es aber nicht so einfach ist, in Deutschland einen Studiengang zu gründen und vom Wissenschaftsrat anerkennen zu lassen, wie dies der Medizinischen Hochschule Brandenburg Theodor Fontane gelungen ist, setzen einige Initiativen, wie z. B. die Kassel School of Medicine, auf die Kooperation mit ausländischen Hochschulen. In diesem Fall sind die Studentinnen an der ausländischen Partneruni eingeschrieben, absolvieren das Studium zumindest aber teilweise in Deutschland. Die Medical Schools sind in der Regel an große, ortsansässige Kliniken angeschlossen, die ihre Erfahrungen in der Ausbildung junger Ärztinnen einbringen. Zwar sind die Studiengänge gebührenpflichtig, die Kliniken und Gesundheitskonzerne hoffen aber vor allem darauf, die angehenden Medizinerinnen durch die Ausbildung in der jeweiligen Region langfristig für die Patientenversorgung in dieser Region binden zu können, um so den ärztlichen Nachwuchs zu sichern.

Entsprechend wird auch bei der Studienfinanzierung geholfen. Häufig werden in Kooperation mit örtlichen Banken oder den Gesundheitskonzernen Kredite angeboten, die erst nach erfolgreichem Abschluss des Studiums einkommensabhängig zurückzuzahlen sind. Auch wenn dir die hier genannten Studiengebühren erst einmal einen Schreck einjagen, lohnt sich also ein Blick in die Finanzierungsprogramme!

Private Universität Witten-Herdecke

Die Universität Witten-Herdecke ist die älteste private Universität in Deutschland, die ein Studium in der Humanmedizin und Zahnmedizin anbietet (vgl. Tabelle 52 und 53).

Tabelle 52: Basisinformationen zum Humanmedizinstudium an der privaten Universität Witten/Herdecke

Studiengang	Modellstudiengang Medizin
Hochschule und Studienort	Universität Witten/Herdecke
Abschluss	Staatsexamen
Hochschultyp	Universität
Studiengebühren	62.880 € für das gesamte Studium
Bewerbungsfristen	Sommersemester: Juli Wintersemester: Februar

Tabelle 52:   Fortsetzung

Bewerbungsverfahren	Studieninteressierte bewerben sich direkt bei der Hochschule mit einem Lebenslauf, dem Bewerbungsformular und den Nachweisen über das halbjährige Krankenpflegepraktikum. Mehr Infos unter: www.uni-wh.de
Studienplätze	ca. 84 Plätze

Mit Studiengebühren unter 63.000 € für das gesamte Studium bietet die Universität Witten-Herdecke bei weitem den günstigsten privaten Medizinstudiengang in Deutschland. Entsprechend gibt es nirgendwo sonst so viele Bewerberinnen pro Studienplatz.

Tabelle 53:   Basisinformationen zum Zahnmedizinstudium an der privaten Universität Witten/Herdecke

Studiengang	Modellstudiengang Zahnmedizin
Hochschule und Studienort	Universität Witten/Herdecke
Abschluss	Staatsexamen
Hochschultyp	Universität
Studiengebühren	101.280 € für das gesamte Studium
Bewerbungsfristen	Wintersemester: Juli
Bewerbungsverfahren	Studieninteressierte bewerben sich direkt bei der Hochschule mit einem Lebenslauf und dem Bewerbungsformular. Praktischer Eignungstest, Interview und Beurteilung des Bildungswegs sowie der außerschulischen Leistungen. Mehr Infos unter: www.uni-wh.de
Studienplätze	ca. 48 Plätze

Kassel School of Medicine (KSM) in Kooperation mit der Universität Southampton

Die Studentinnen der KSM sind an der University of Southampton eingeschrieben. Die ersten beiden Studienjahre verbringen sie in Southampton, der klinische Studienteil ab dem dritten Jahr findet in Kassel bzw. in den angeschlossenen nordhessischen Kliniken statt. Entsprechend sind gute Englischkenntnisse eine wichtige Voraussetzung für die Bewerbung. Pro Studienjahr fallen Gebühren von 12.000 € an. Nach 5 Jahren wird das Studium mit einem britischen Bachelor of Medicine der University of Southampton abgeschlossen. Die KSM bietet zudem die Möglichkeit, das Anerkennungsjahr, das Absolventinnen 5-jähriger medizinischer Studienprogramme in Deutschland ableisten müssen, in den eigenen Häusern durchzuführen, um eine Approbation in Deutschland zu erhalten (vgl. Tabelle 54).

Tabelle 54:　Basisinformationen zur Kassel School of Medicine (KSM)

Studiengang	Bachelor of Medicine
Studienort	Kassel in Deutschland sowie Southampton in Großbritannien
Name der Hochschule	Kassel School of Medicine/University of Southampton
Abschluss	Bachelor of Medical Science
Hochschultyp	Universität
Studiengebühren	90.000 € für das gesamte Studium
Bewerbungsfristen	Wintersemester: Juli
Bewerbungsverfahren	Studieninteressierte bewerben sich direkt bei der Hochschule mit den geforderten Dokumenten und Nachweisen. Mehr Infos unter: www.ksm-info.de
Studienplätze	ca. 24 Plätze

Medizinische Hochschule Brandenburg Theodor Fontane (MHB)

Am 30. Oktober 2014 wurde die MHB offiziell gegründet, die ersten Studentinnen wurden zum Sommersemester 2015 immatrikuliert. Die Studiengebühren an der MHB werden zu großen Teilen von den angeschlossenen Kliniken gegenfinanziert. Allerdings müssen sich die Studentinnen im Gegenzug verpflichten, im Anschluss an das Studium mindestens 5 Jahre in einer der Kliniken zu arbeiten (vgl. Tabelle 55). Seit 2024 bietet die MHB auch ein Studium in der Zahnmedizin an (vgl. Tabelle 56).

Tabelle 55: Basisinformationen zum Humanmedizinstudium an der Medizinischen Hochschule Brandenburg Theodor Fontane

Studiengang	Modellstudiengang Medizin
Studienort	Neuruppin, Brandenburg, Deutschland
Name der Hochschule	Medizinische Hochschule Brandenburg Theodor Fontane
Abschluss	Staatsexamen
Hochschultyp	Universität
Studiengebühren	115.000 € für das gesamte Studium. 80.000 € davon werden von den angeschlossenen Kliniken gegenfinanziert, wenn sich die Studentin verpflichtet, die Facharztausbildung in einer der Kliniken durchzuführen.
Bewerbungsfristen	Sommersemester: Oktober Wintersemester: April
Bewerbungsverfahren	Studieninteressierte bewerben sich direkt bei der Hochschule mit den geforderten Dokumenten und Nachweisen. Wie in Witten muss auch in Brandenburg ein Essay zu einer Aufgabenstellung eingereicht werden. Mehr Infos unter: www.mhb-fontane.de
Studienplätze	ca. 46 Plätze

Tabelle 56: Basisinformationen zum Zahnmedizinstudium an der Medizinischen Hochschule Brandenburg Theodor Fontane

Studiengang	Modellstudiengang Zahnmedizin
Studienort	Neuruppin, Brandenburg, Deutschland
Name der Hochschule	Medizinische Hochschule Brandenburg Theodor Fontane
Abschluss	Staatsexamen
Hochschultyp	Universität
Studiengebühren	132.000 € für das gesamte Studium zzgl. Verbrauchsmaterialien. Es gibt Stipendien und Darlehensangebote.

Tabelle 56:   Fortsetzung

Bewerbungsfristen	Sommersemester: Oktober
Bewerbungsverfahren	Studieninteressierte bewerben sich direkt bei der Hochschule mit den geforderten Dokumenten und Nachweisen. Dann werden Bewerberinnen zum Auswahltag eingeladen. Mehr Infos unter: www.mhb-fontane.de
Studienplätze	ca. 48 Plätze

Paracelsus Medizinische Privatuniversität – neuer Standort in Nürnberg

Die alteingesessene Paracelsus Medizinische Privatuniversität aus Salzburg hat in Kooperation mit dem Klinikum Nürnberg im Jahr 2014 einen zweiten Standort in Nürnberg gegründet (vgl. Tabelle 57).

Tabelle 57:   Basisinformationen zur Paracelsus Medizinischen Privatuniversität

Studiengang	Modellstudiengang Medizin
Studienort	Nürnberg in Deutschland
Name der Hochschule	Paracelsus Medizinische Privatuniversität
Abschluss	Dr. med. univ.
Hochschultyp	Universität
Studiengebühren	103.000 € für das gesamte Studium + 230 € Bewerbungsgebühr
Bewerbungsfristen	31. März
Bewerbungsverfahren	Studieninteressierte bewerben sich direkt bei der Hochschule mit den geforderten Dokumenten und Nachweisen. Einladung zu Auswahltest und Interview. Mehr Infos unter: www.pmu.ac.at/studium/ humanmedizin/bewerbung.html
Studienplätze	50

Medical School Hamburg (MSH)

Seit 2019 bietet die Medical School Hamburg das Staatsexamensstudium Humanmedizin an. Der vorklinische Teil des Studiums wird am Campus am Hamburger Hafen absolviert, für den klinischen Teil geht es dann an die Helios Kliniken Schwerin.

Das Abitur spielt im Bewerbungsverfahren keine Rolle, an der MSH zählen Motivation, Leistung, Talent und ein hohes naturwissenschaftliches Interesse. Anhand der eingereichten Unterlagen werden die Bewerberinnen zum Assessment Center/Auswahltagen zur Überprüfung der Persönlichkeit eingeladen (vgl. Tabelle 58).

Die Studiengebühren können mithilfe verschiedener Finanzierungsmöglichkeiten (Stipendien, BAföG, Studienkredite) geleistet werden.

Tabelle 58: Basisinformationen zur Medical School Hamburg

Studiengang	Humanmedizin
Studienort	Hamburg in Deutschland
Name der Hochschule	Medical School Hamburg
Abschluss	Dr. med.
Hochschultyp	Universität
Studiengebühren	93.600 €
Bewerbungsfristen	Keine, Bewerbung jederzeit möglich
Bewerbungsverfahren	Studieninteressierte bewerben sich direkt bei der Hochschule mit den geforderten Dokumenten und Nachweisen. Einladung zu Auswahltest und Einzelgespräch mit Fallsimulation. Mehr Infos unter: https://www.medicalschool-hamburg.de
Studienplätze	150 Plätze zum Wintersemester und 90 Plätze zum Sommersemester

Health and Medical University (HMU) Potsdam

Seit 2020 bietet die HMU das Staatsexamensstudium Humanmedizin in Potsdam an. Der vorklinische Teil des Studiums findet direkt in Potsdam statt und der klinische Teil am Klinikum Ernst von Bergmann in Potsdam(vgl. Tabelle 59).

Tabelle 59: Basisinformationen zur HMU Health and Medical University Potsdam

Studiengang	Humanmedizin
Studienort	Potsdam in Deutschland
Name der Hochschule	HMU Health and Medical University Potsdam
Abschluss	Staatsexamen
Hochschultyp	Universität
Studiengebühren	93.600 € + 500 € Bewerbungsgebühr
Bewerbungsfristen	Keine, Bewerbung jederzeit möglich
Bewerbungsverfahren	Studieninteressierte bewerben sich direkt bei der Hochschule mit den geforderten Dokumenten und Nachweisen. Einladung zu Auswahltest und Einzelgespräch mit Fallsimulation. Mehr Infos unter: https://www.health-and-medical-university.de/universitaet-potsdam
Studienplätze	150 Plätze zum Wintersemester und 90 Plätze zum Sommersemester

Health and Medical University (HMU) Erfurt

Seit 2023 bietet die HMU das Staatsexamensstudium Humanmedizin in Erfurt an. Der vorklinische Abschnitt findet in Erfurt statt und der klinische Abschnitt am Helios Klinikum Erfurt (vgl. Tabelle 60).

Tabelle 60:   Basisinformationen zur HMU Health and Medical University Erfurt

Studiengang	Humanmedizin
Studienort	Erfurt in Deutschland
Name der Hochschule	HMU Health and Medical University Erfurt
Abschluss	Staatsexamen
Hochschultyp	Universität
Studiengebühren	93.600 € + 500 € Bewerbungsgebühr
Bewerbungsfristen	Keine, Bewerbung jederzeit möglich
Bewerbungsverfahren	Studieninteressierte bewerben sich direkt bei der Hochschule mit den geforderten Dokumenten und Nachweisen. Einladung zu Auswahltest und Einzelgespräch mit Fallsimulation. Mehr Infos unter: https://www.health-and-medical-university.de/universitaet-erfurt
Studienplätze	150 Plätze zum Wintersemester und 90 Plätze zum Sommersemester

Medical School Berlin (MSB)

Seit 2020 bietet die MSB das Staatsexamensstudium Humanmedizin in Berlin an. Der vorklinische Abschnitt findet in Berlin statt und der klinische Abschnitt am Helios Klinikum Berlin-Buch (vgl. Tabelle 61).

Tabelle 61:   Basisinformationen zur Medical School Berlin

Studiengang	Humanmedizin
Studienort	Berlin in Deutschland
Name der Hochschule	Medical School Berlin
Abschluss	Staatsexamen
Hochschultyp	Universität
Studiengebühren	93.600 € + 500 € Bewerbungsgebühr
Bewerbungsfristen	Keine, Bewerbung jederzeit möglich

Tabelle 61: Fortsetzung

Bewerbungsverfahren	Studieninteressierte bewerben sich direkt bei der Hochschule mit den geforderten Dokumenten und Nachweisen. Einladung zu Auswahltest und Einzelgespräch mit Fallsimulation. Mehr Infos unter: https://www.medicalschool-berlin.de/humanmedizin-staatsexamen
Studienplätze	150 Plätze zum Wintersemester und 90 Plätze zum Sommersemester

Medical School Regiomed in Kooperation mit der Universität Split

Seit einigen Jahren kooperieren die Regiomed Kliniken mit der medizinischen Fakultät der Universität Split in Kroatien (vgl. Tabelle 62). Die ersten 3 Jahre des Studiums werden in Kroatien in englischer Sprache absolviert, für den klinischen Teil des Studiums geht es dann an die Regiomed Kliniken in Oberfranken und Südthüringen. Die Studentinnen sind über die gesamte Dauer des Studiums an der Universität Split immatrikuliert (vgl. hierzu auch Kapitel 7.14).

Tabelle 62: Basisinformationen zur Medical School Regiomed (in Kooperation mit der Universität Split in Kroatien)

Studiengang	Humanmedizin
Studienort	Split in Kroatien
Name der Hochschule	Medical School Regiomed
Abschluss	Dr. med.
Hochschultyp	Universität
Studiengebühren	78.000 € + 100 € Bewerbungsgebühr
Bewerbungsfristen	Juni des jeweiligen Jahres
Bewerbungsverfahren	Studieninteressierte bewerben sich direkt bei der Hochschule mit den geforderten Dokumenten und Nachweisen. Einladung zum Interview. Mehr Infos unter: https://medicalschool-regiomed.de
Studienplätze	ca. 30 Plätze

Ameos Gruppe in Kooperation mit der Josip Juraj Strossmayer Universität

Die Ameos Gruppe bietet in Kooperation mit der medizinischen Fakultät der Universität Josip Juraj Strossmayer in Osijek, Kroatien, ein deutschsprachiges Medizinstudium an (vgl. Tabelle 63). Die ersten fünf Semester des Studiums werden in Kroatien absolviert, für den klinischen Teil des Studiums geht es dann an ausgewählte Standorte der Ameos Kliniken in Deutschland. Das 12. Semester findet dann wieder in Kroatien statt.

Tabelle 63: Basisinformationen zum Studium an der Josip Juraj Strossmayer Universität (in Kooperation mit der Ameos Gruppe)

Studiengang	Humanmedizin
Studienort	Osijek in Kroatien
Name der Hochschule	Josip Juraj Strossmayer
Abschluss	MD (Dr. der Medizin)
Hochschultyp	Universität
Studiengebühren	96.000 € + 200 € Bewerbungsgebühr
Bewerbungsfristen	Juni des jeweiligen Jahres
Bewerbungsverfahren	Studieninteressierte bewerben sich direkt bei der Hochschule mit den geforderten Dokumenten und Nachweisen. Einladung zum Assessment Center. Mehr Infos unter: https://www.medizinstudieren.jetzt/das-studium/auf-einen-blick
Studienplätze	ca. 60 Plätze

Wichtig

Bitte schaue dir für die Bewerbungsverfahren noch einmal die Ausführungen zu den Themen Lebenslauf, Motivationsschreiben und Auswahlgespräche auf Seite 123 ff. an. Die Konkurrenz ist hier nicht ohne, denn auch die Privatuniversitäten verbuchen jedes Jahr mehr Bewerberinnen, und du wirst dich hier mit vielen anderen messen müssen.

6.5   Studium bei der Bundeswehr

Eigentlich ist hier ist das Wort „Alternative" fehl am Platz. Denn wer über eine Offizierslaufbahn nachdenkt, der sollte das nicht tun, weil er über hochschulstart.de keinen Studienplatz erhält. Zwar studieren die Studentinnen der Bundeswehr ganz normal an den deutschen medizinischen Fakultäten, ansonsten gibt es aber doch erhebliche Unterschiede. Wenn du diese Ausbildungsmöglichkeit in Erwägung ziehst, dann wirst du Berufssoldatin, ohne Wenn und Aber. Das bedeutet Grundausbildung (auch an der Waffe), Auslandseinsätze in Krisengebieten (z. B. Bosnien und Herzegowina), immer wieder Manöver und Geländeübungen bereits während des Studiums und all das für mindestens 17 Jahre.

6.5.1   Grundvoraussetzungen für das Studium bei der Bundeswehr

Folgende Voraussetzungen müssen grundsätzlich erfüllt sein, wenn ein Studium bei der Bundeswehr absolviert werden soll:
*   Deutsche Staatsbürgerschaft im Sinne des Art. 116 des Grundgesetzes
*   Mindestalter 17 Jahre, Höchstalter 25 Jahre
*   Allgemeine Hochschulreife
*   Verpflichtung für 17 Jahre als Soldatin auf Zeit
*   Mindestgröße 155 cm

Über die Eignung als Offizierin und eine Einstellung entscheidet letztlich das Eignungsfeststellungsverfahren beim Assessmentcenter für Führungskräfte der Bundeswehr in Köln.

Wenn du dich für ein Medizinstudium bei der Bundeswehr interessierst, kannst du dich bei der für dich zuständigen Wehrdienstbeauftragten unter der Nummer 0180/29 29 29 00 melden. Mit der zuständigen Wehrdienstbeauftragten wirst du zunächst ein Beratungsgespräch führen und im Anschluss daran erhältst du die notwendigen Bewerbungsunterlagen. Eine feste Bewerbungsfrist gibt es nicht, eine Bewerbung ist deshalb das ganze Jahr über möglich.

Für die Offizierslaufbahnen gibt es jährlich ca. 12.000 Bewerberinnen, von denen ca. 6.000 eingeladen werden. Ungefähr 2.000 Bewerberin-

nen bekommen eine Zusage, wobei lediglich ca. 230 davon ein Medizinstudium aufnehmen.

6.5.2 Eignungsprüfung für die Laufbahn der Offiziere des Sanitätsdienstes

Die Eignungsprüfung wird vom Assessmentcenter für Führungskräfte der Bundeswehr in Köln durchgeführt. Dabei werden folgende Tests vorgenommen:

- *Eignungstest:* Computergestützter Test, der sprachliche und mathematische Fähigkeiten, logisches Denken, Konzentrationsfähigkeit sowie technisches Verständnis prüft.
- *Sporttests:* In jeder Übung müssen die in Tabelle 64 aufgeführten Mindestanforderungen erfüllt werden, zusätzlich müssen in den ersten vier Disziplinen insgesamt sechs Punkte erreicht werden.

Tabelle 64: Mindestanforderungen im Bereich Sport

Aufgabe	Mindestanforderung (um 1 Punkt zu erhalten)		nächsthöhere Anforderung (um 2 Punkte zu erhalten)	
	Frauen	Männer	Frauen	Männer
Pendellauf	11,2 Sek.	10,3 Sek.	10,9 Sek.	10,0 Sek.
Sit-ups, 40 Sek.	17 Stück	21 Stück	21 Stück	25 Stück
Standweitsprung	1,57 m	1,95 m	1,64 m	2,05 m
Liegestütz, 40 Sek.	13	13	15	16
Ergometertest	2,4 PWC	2,6 PWC	–	–
12-Minuten-Lauf	1.476 m	1.901 m	–	–

- *Vorstellungsgespräch:* Im Vorstellungsgespräch mit einer Offizierin und einer Psychologin soll die Bewerberin ihre Stärken aufzeigen und die Prüferinnen von ihren Fähigkeiten überzeugen.
- *Gruppensituationsverfahren:* Hierbei wird eine Aufgabe gestellt, die gemeinsam zu lösen ist und in denen die Bewerberin ihre Führungs-

qualitäten darlegen soll. Die Bewerberinnen für die Offizierslaufbahn müssen in diesem Prüfungsabschnitt selbstständig einen Kurzvortrag vorbereiten und diesen anderen Bewerberinnen vortragen.

- *Studienberatung:* Die Studienberatung stellt die fachspezifische Eignung für ein Studium im Rahmen der Bundeswehr fest. Hier werden Anforderungen, Inhalte und die Organisation des gewünschten Studienganges besprochen. Die Bewerberinnen sollten sich dabei auf fachbezogene Fragen zum Studium einstellen.

6.5.3   Verpflichtungszeiten

Die Dienstzeit wird zunächst für den Zeitraum festgelegt, der erforderlich ist, um den ersten Abschnitt der ärztlichen Prüfung oder der zahnärztlichen Vorprüfung einschließlich einer Wiederholungsmöglichkeit abzulegen. Erst danach wird die Dienstzeit auf die volle Verpflichtungszeit festgesetzt.

Verzögert sich der Abschluss des Studiums um mehr als 7 Monate über die Mindeststudienzeit hinaus, wird die Dienstzeit grundsätzlich um 1 Jahr verlängert.

7   Das Medizinstudium im Ausland

Immer wenn es zum Thema Medizinstudium im Ausland kommt, erlebe ich häufig betretene Gesichter. Du träumst von Berlin, Freiburg oder Münster und ich muss dir jetzt etwas von Riga, Pécs oder Lodz erzählen und nicht von Paris, London oder Barcelona. Aber auch hier muss ich dich erst einmal mit ein paar Realitäten konfrontieren. Die Ausbildung einer Medizinerin kostet den deutschen Staat sehr viel Geld, circa 250.000 €, und äquivalent ist das im Ausland. Deshalb ist es auch in anderen europäischen Ländern zum Teil sehr schwer, einen Studienplatz in der Medizin zu ergattern.

Aus meiner Sicht gibt es eine sehr einfache Faustformel für die Chancen auf einen Studienplatz in der Humanmedizin im Ausland:

> *Je attraktiver der Studienstandort ist und je niedriger die Studiengebühren sind, desto schwieriger ist es dort, einen Studienplatz zu erhalten. Je unattraktiver der Standort ist und je höher die Studiengebühren sind, desto einfacher ist es dort, einen Studienplatz zu erhalten.*

Das ist logisch und sofort nachvollziehbar, trotzdem versuchen viele, die Augen davor zu verschließen. Sie hoffen auf die Hintertür, wie es doch noch klappen könnte, in Barcelona zu studieren. Aber die gibt es nicht. Und wenn, dann nur für diejenigen, die so gut sind, dass sie auch in Deutschland einen Platz erhalten hätten.

Momentan sind die osteuropäischen Standorte mit einer kostenpflichtigen medizinischen Ausbildung in englischer Sprache eine sehr interessante Option, da es dort für jeden Abiturschnitt eine passende Lösung gibt. Aber natürlich gilt auch hier: Je schlechter das Abi und die naturwissenschaftlichen Vorkenntnisse sind, desto begrenzter ist das Angebot.

Ich möchte an dieser Stelle jede Bewerberin dazu ermutigen, der Überlegung, ein Studium in einem osteuropäischen Land zu beginnen, offen gegenüberzutreten. Es handelt sich um spannende und interessante Länder, und die Chance zu bekommen, in einem dieser Länder zu studieren, kann eine einzigartige Erfahrung werden.

Fazit: Auch bei den ausländischen Studienstandorten gilt es, die eigenen Chancen realistisch einzuschätzen. Mit einer 3,1 als Abiturschnitt und eher mäßigen naturwissenschaftlichen Kenntnissen solltest du dir keine zu großen Hoffnungen auf die deutschsprachigen Studiengänge in Ungarn, Prag oder Riga machen. Du kannst und solltest dich natürlich auch dort bewerben, aber du solltest zur Sicherheit zum Beispiel auch einige rumänische Standorte mit in deine Bewerbungen aufnehmen. Mit einer 1,9 und guten naturwissenschaftlichen Schulkenntnissen sind die erstgenannten Standorte natürlich realistischer.

Achtung

Alle Bewerbungsfristen und -modalitäten sollten frühzeitig von dir überprüft bzw. recherchiert werden. Des Weiteren möchte ich darauf hinweisen, dass ich hier zwar eine große Auswahl an Standorten präsentiere, es aber noch weitere Standorte und Länder mit entsprechenden Angeboten gibt. Außerdem wachsen die Angebote an englischsprachigen osteuropäischen medizinischen Studiengängen beständig, sodass eine eigene Recherche nach weiteren Standorten sicherlich sinnvoll ist.

7.1   Vorbereitung der Bewerbungen für ausländische Universitäten

Das Allerwichtigste für eine erfolgreiche Bewerbung an einer ausländischen medizinischen Hochschule ist Zeit – genau genommen Vorbereitungszeit. Denn du musst im Vorfeld einer Bewerbung einige Dinge organisieren und einleiten:

1. **Sprachnachweise:** Sehr viele Studieninstitutionen verlangen einen Nachweis entsprechender Englischkenntnisse, z. B. in Form des TOEFL-Tests oder eines vergleichbaren Standard-Sprachtests. Suche dir also frühzeitig einen Teststandort und bereite dich entsprechend auf den Test vor. Weitere Informationen findest du z. B. unter www.ets.org/toefl.

2. **Dokumente übersetzen:** Viele Hochschulen wollen, dass das Abiturzeugnis oder auch andere Dokumente in die Landessprache bzw. ins Englische übersetzt werden. Du solltest hier vorab unbedingt klären, ob die Übersetzung durch eine staatlich geprüfte Übersetzerin erfolgen kann oder ob dies beispielsweise durch eine spezielle Landesinstitution des entsprechenden Landes gemacht werden muss.

Tipp: Wenn du die Dokumente im Zielland übersetzen lässt, kostet es oftmals nur einen Bruchteil von dem, was du in Deutschland zahlen würdest. Frage hierzu einfach nach Adressen von amtlich beglaubigten Übersetzerinnen bei der Uni nach.

3. **Vorbereitung auf Tests:** Auch an vielen ausländischen Hochschulen werden naturwissenschaftliche Tests als Teil des Aufnahmeverfahrens durchgeführt. Eine naturwissenschaftliche Vorbereitung (unter Umständen auf Englisch) ist deshalb immer sinnvoll (vgl. auch Ruthven-Murray & Meinelt, 2019). Dies wird nicht nur für eventuelle Tests von Nutzen sein, sondern wird dir natürlich auch im Studium zugutekommen.

Die genannten Vorbereitungen lassen sich nicht in 1 bis 2 Monaten bewerkstelligen, sodass du besser ein halbes Jahr vor den Bewerbungsfristen bereits damit beginnen solltest. Viele Bewerberinnen machen hier den Fehler, dass sie sich zunächst nur auf ihre favorisierten Studienstandorte in Deutschland oder die deutschsprachigen Studienstandorte in Österreich und Ungarn konzentrieren. Wenn sie dann merken, dass es mit einem Studienplatz an den favorisierten Standorten evtl. doch nicht klappen wird, und sie doch besser ihr Bewerbungsportfolio auch auf englischsprachige Standorte erweitern sollten, dann ist es oftmals schon zu spät.

7.2   Vermittlungsagenturen

Die Bewerbung im Ausland ist ein gewisser Verwaltungsakt, wie du im Abschnitt vorher schon gesehen hast, und deshalb ist es natürlich schön, wenn diese Arbeit von jemand anderem übernommen wird. Zudem haben viele Bewerberinnen Respekt vor dem Ausland, weshalb es attraktiv sein kann, sich hier jemandem anzuvertrauen, der sich damit auskennt. Aber Vorsicht! Keine Agentur übernimmt diese Arbeit aus reiner Nächstenliebe. Du wirst immer einen Vertrag unterschreiben müssen. Und hier solltest du genau hinschauen, welche Kosten eventuell auf dich zukommen. Nach meiner Erfahrung gibt es zwei Formen, wie sich privatwirtschaftlich organisierte Agenturen finanzieren:

1. Durch dich als Kundin. Das heißt, du bezahlst einen im Vertrag vereinbarten Betrag.

2. Die Agentur wird von den Universitäten im Ausland bezahlt. In diesem Fall kann die Unterstützung bei der Bewerbung für die vermittelte Studentin kostenlos sein.

Meist umfasst der Vertrag die folgenden Dienstleistungen:
- Beratung, an welchen Unis du dich bewerben solltest
- Entgegennahme deiner Dokumente und Hilfestellung beim Zusammentragen der erforderlichen Dokumente
- Übersetzung und Beglaubigung deiner Dokumente, meist durch einen externen Dienstleister
- Kontrolle der Dokumente auf Vollständigkeit, Einreichen bei der Universität
- Kommunikation mit der Universität
- Aufklären über die Auswahlverfahren
- Eventueller Re-Location-Service, das heißt sie helfen dir, eine Wohnung zu finden, entsprechende Versicherungen zu erhalten, Handyverträge abzuschließen etc.

Wie viel diese Dienstleistungen nun tatsächlich wert sind, muss jeder für sich selbst beantworten.

Es gibt manchmal Klauseln in Verträgen mit kostenpflichtigen Agenturen, auf die du besonders achten solltest:
- *Du zahlst nur im Erfolgsfall.* Einige Agenturen haben in den Verträgen die Klausel drin, dass du z. B. 10.000 € Vermittlungsgebühr nur dann zahlen musst, wenn du tatsächlich einen Studienplatz erhältst. Also im Erfolgsfall. In den letzten Jahren war es jedoch für deutsche Bewerberinnen nicht sehr schwer, gerade bei englischsprachigen Medizinstudiengängen in Osteuropa einen Studienplatz zu erhalten. Ich selbst kenne Fälle von Personen mit einer Abiturnote von 3,3, die einen Studienplatz erhalten haben. Die Formulierung „nur im Erfolgsfall" ist aus meiner Sicht deshalb etwas irreführend, denn bisher sind gerade an kleineren und unbekannteren Standorten viele der Bewerberinnen, die die Aufnahmevoraussetzungen grundsätzlich erfüllen, angenommen worden. Du zahlst übrigens meist auch dann, wenn du einen Studienplatz erhältst, ihn aber gar nicht antrittst, weil du ein besseres Angebot von einer anderen Uni erhalten hast.
- *Höhere Studiengebühren.* Einige Agenturen verlangen nur eine Bewerbungsgebühr, du schließt dann aber fürs Studium einen Vertrag mit der Agentur. Die Agentur zieht dann auch die Studiengebühren ein

und diese sind dann manchmal deutlich höher, als wenn du dich direkt bei der Uni beworben hättest.

- *„Wir haben exklusive Plätze"*. Viele Bewerberinnen glauben, dass sie bessere Chancen haben, wenn sie sich über eine Agentur bewerben. Diese vermitteln auch gerne den Eindruck, dass dem so wäre. Fast alle osteuropäischen Universitäten sind staatliche Einrichtungen. Wie in Deutschland muss es dort ein faires Auswahlverfahren geben und es können nicht einfach Plätze „verkauft" werden. Und wenn dem so wäre, würde ich persönlich einen großen Bogen um diese Uni machen.

Die Charles University in Prag sagt zu Agenturen Folgendes:

> You do not necessarily need a recruiting agency to study at the Second Faculty of Medicine as you can just apply online through our website. ... there are ... recruitment agencies that might only help applicants with part of the required paperwork, or that charge a large sum of money to do virtually nothing at all (siehe https://www.lf2.cuni.cz/en/applicants/how-to-apply/recruiting-agencies).

7.3   Werden ausländische medizinische Abschlüsse in Deutschland anerkannt?

Ich empfehle, Studienmöglichkeiten innerhalb der Europäischen Union zu favorisieren, um größere Schwierigkeiten zu umgehen. Denn alle Abschlüsse in der EU müssen gleichwertig anerkannt werden. Eine Approbation für Deutschland wird erteilt, soweit auch alle anderen Bedingungen, wie beispielsweise Sprachkenntnisse und gesundheitliche Eignung, nachgewiesen werden können.

Bei Abschlüssen aus Nicht-EU-Staaten wird eine Prüfung der Gleichwertigkeit des ausländischen Abschlusses mit deutschen Abschlüssen durchgeführt. Sollten dabei Defizite auftreten, wird eine umfassende Kenntnisstandprüfung gefordert.

Das Bundesministerium für Bildung und Forschung hat eine Internetseite, auf der du herausfinden kannst, ob ein Abschluss unproblematisch anerkannt wird oder nicht (www.anerkennung-in-deutschland.de).

7.4   Der Wechsel von einer ausländischen an eine deutsche Universität

Dieser Punkt ist für viele der entscheidende, ob sie überhaupt bereit sind, ein Medizinstudium im Ausland in Angriff zu nehmen oder nicht. Das sollte aber nicht so sein, denn ich kann vorwegnehmen, dass es für einen erfolgreichen Wechsel keinerlei Garantien gibt. Wenn du also ein Studium im Ausland in Betracht ziehst, dann solltest du dir auch darüber im Klaren sein, dass du unter Umständen das vollständige Studium dort absolvieren musst.

Für einen erfolgreichen Wechsel ist es zunächst wichtig, dass du dir die bisher im Ausland erbrachten Studienleistungen anerkennen lässt. Dafür musst du das für dich zuständige medizinische Landesprüfungsamt aufsuchen; in der Regel das Landesprüfungsamt deines Geburtsbundeslandes.

Wenn du die entsprechende Anerkennung und Einstufung in ein Fachsemester hast, kannst du dich an allen 39 Unis für das höhere Fachsemester bewerben. Wichtig ist, dass du die Bewerbungsfristen einhältst. Die sind meistens am 15. Juli und 15. Januar je nach Winter- oder Sommersemester.

Wenn du nur Absagen erhältst, solltest du dich mit einer Fachanwältin für Studienplatzklagen in Verbindung setzen und etwaige Klagen in Erwägung ziehen (vgl. Kapitel 6.2).

7.5   Österreich

Humanmedizin

In Österreich wird das Studium der Humanmedizin an den öffentlichen Universitäten in Wien, Innsbruck, Linz und Graz angeboten. Außerdem bieten vier private Universitäten Studienplätze in der Humanmedizin an. Dabei ist der Zugang zum Studium an allen Hochschulen zulassungsbeschränkt.

Aufgrund der am 1. März 2006 im österreichischen Nationalrat beschlossenen „Quotenregelung" gehen 75 % der Studienplätze immer an Österreicherinnen *(inkl. Südtirol, Luxemburg und Liechtenstein)!* Aber alle Österreicherinnen, die in dieser 75 %-Quote nicht zugelassen wurden, konkurrieren sowohl in der EU-Quote (20 % der Studienplätze) als auch in der Nicht-EU-Quote (5 % der Studienplätze) weiter. EU-Bürgerinnen mit nicht österreichischem Reifezeugnis konkurrieren sowohl in der EU-Quote wie auch in der Nicht-EU-Quote um die Studienplätze.

Insgesamt gibt es in Österreich folgende Studienplätze in medizinischen Studiengängen (vgl. Tabelle 65).

Tabelle 65: Anzahl der Studienplätze im Studiengang Humanmedizin (nach Quoten)

Universitäten	Reifezeugnis aus		
	Österreich	EU	Nicht-EU
Universität Wien	495	132	33
Universität Innsbruck	270	72	18
Universität Graz	236	69	17
Universität Linz	232	62	16

Für dich als Europäerin ohne österreichisches Reifezeugnis sind also die Daten der mittleren und rechten Spalte interessant.

Das Auswahlverfahren in Österreich unterscheidet sich deutlich vom deutschen Verfahren, da deine Abiturnote keinerlei Berücksichtigung findet. Stattdessen wird an den medizinischen Universitäten in Wien, Innsbruck, Graz und Linz ein gemeinsamer Test (MedAT) durchgeführt.

Der Test besteht aus mehreren Einzelteilen:

1. Teil: *Basiskenntnistest Medizinische Studien (BMS),* dieser geht mit 40 % in die Gesamtwertung ein.

Hier wird das schulische Vorwissen über die medizinrelevanten Grundlagenfächer Biologie, Chemie, Physik und Mathematik in Form von Multiple-Choice-Aufgaben abgefragt.

2. Teil: *Textverständnis (TV),* dieses geht mit 10 % in die Gesamtwertung ein.

Hier werden die Lesekompetenz und das Textverständnis getestet.

3. Teil: *Kognitive Fähigkeiten und Fertigkeiten (KFF),* diese gehen mit 40 %
in die Gesamtwertung ein.

Dieser Teil besteht aus fünf Aufgabengruppen im Multiple-
Choice-Format:

– Zahlenfolgen
– Gedächtnis und Merkfähigkeit
– Figuren zusammensetzen
– Implikationen erkennen
– Wortflüssigkeit

4. Teil: *Sozial-emotionale Kompetenzen (SEK),* diese gehen mit 10 % in
die Gesamtwertung ein.

Dieser Teil besteht aus sozialem Entscheiden und Emotionen erkennen.

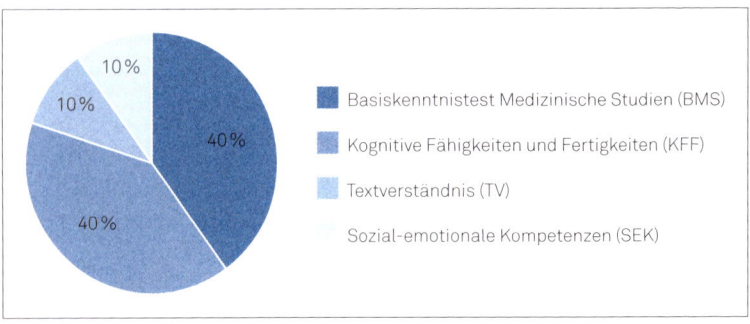

Abbildung 14:   Aufbau des MedAT

An allen Universitäten muss zunächst eine Online-Voranmeldung abgegeben werden. Der Auswahltest findet Anfang Juli in Graz, Innsbruck, Wien und Linz statt. Es kann lediglich an einem Test teilgenommen werden.

Die Voranmeldefrist für die Teilnahme am MedAT an den österreichischen Hochschulen endet Ende März des Jahres. Wenn du den Termin
verpasst, kannst du nicht am Test teilnehmen. Du kannst dich nur für eine
der Unis bewerben, musst dich also vorab für einen Standort entscheiden.
Die Voranmeldung erfolgt elektronisch (www.medizinstudieren.at).

Nach der Voranmeldung musst du 110 € als Kostenbeteiligung für das
Aufnahmeverfahren bezahlen. Die weiteren Schritte werden dir dann per
Mail und Post mitgeteilt.

Die Chancen, in Österreich erfolgreich einen Studienplatz zu ergattern, hängen maßgeblich von dir selbst ab. Du musst mit ca. 5.000 deutschen Bewerberinnen rechnen, die um die 419 Studienplätze kämpfen.

Zahnmedizin

Das Studium der Zahnmedizin wird in Österreich an den öffentlichen Universitäten in Wien, Innsbruck und Graz angeboten. Außerdem bieten zwei private Universitäten Studienplätze in der Zahnmedizin an. Der Zugang zum Studium der Zahnmedizin ist an allen Hochschulen zulassungsbeschränkt.

Anders als in der Humanmedizin gibt es bei der Zahnmedizin keine Einschränkung bei den Studienplätzen für deutsche Bewerberinnen (vgl. Tabelle 66).

Tabelle 66: Bewerberinnen pro Studienplatz 2023

Universitäten	Anzahl Studienplätze	Anzahl Bewerberinnen
Universität Wien	80	695
Universität Innsbruck	40	315
Universität Graz	24	188

Im Auswahlverfahren für ein Studium der Zahnmedizin in Österreich findet abweichend vom deutschen Verfahren deine Abiturnote keinerlei Berücksichtigung. Stattdessen wird ein gemeinsamer Test (MedAT-Z) durchgeführt.

Ähnlich wie der MedAT, besteht auch dieser Test aus mehreren Einzelteilen:

1. Teil: *Basiskenntnistest Medizinische Studien (BMS),* dieser geht mit 40 % in die Gesamtwertung ein.
Hier wird das schulische Vorwissen über die medizinrelevanten Grundlagenfächer Biologie, Chemie, Physik und Mathematik in Form von Multiple-Choice-Aufgaben abgefragt.

2. Teil: *Kognitive Fähigkeiten und Fertigkeiten (KFF),* diese gehen mit 30 % in die Gesamtwertung ein.

Dieser Teil besteht aus vier Aufgabengruppen im Multiple-Choice-Format:
- – Zahlenfolgen
- – Gedächtnis und Merkfähigkeit
- – Figuren zusammensetzen
- – Wortflüssigkeit

3. Teil: *Manuelle Fertigkeiten (MF)*, dieser geht mit 20 % in die Gesamtbewertung ein.

Dieser Teil besteht aus zwei Aufgabengruppen, dem Drahtbiegen und dem Formen spiegeln.

4.Teil: *Sozial-emotionale Kompetenzen (SEK)*, diese gehen mit 10 % in die Gesamtwertung ein.

Dieser Teil besteht aus sozialem Entscheiden und Emotionen erkennen.

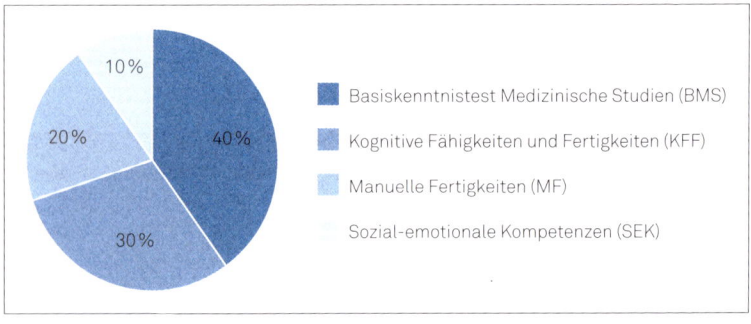

Abbildung 15:   Aufbau des MedAT-Z

Wie beim Auswahlverfahren für die Humanmedizin in Österreich, muss an allen Universitäten zunächst eine Online-Voranmeldung abgegeben werden. Du kannst dich nur für eine der Unis bewerben, musst dich also vorab für einen Standort entscheiden. Die Voranmeldefrist für die Teilnahme am MedAT an den österreichischen Hochschulen endet Ende März des Jahres. Wenn du den Termin verpasst, kannst du nicht am Test teilnehmen.

Die Voranmeldung erfolgt elektronisch (www.medizinstudieren.at). Nach der Voranmeldung musst du 110 € als Kostenbeteiligung für das Aufnahmeverfahren bezahlen. Die weiteren Schritte werden dir dann per Mail und Post mitgeteilt.

Der Auswahltest MedAT-Z findet Anfang Juli in Graz, Innsbruck und Wien statt. Es kann lediglich an einem Test teilgenommen werden.

Die Chancen, in Österreich erfolgreich einen Studienplatz in der Zahnmedizin zu ergattern, hängen damit maßgeblich von dir selbst ab!

Studiengebühren und Lebenshaltungskosten in Österreich

Der Studienbeitrag an den öffentlichen Universitäten in Österreich beträgt 388 € pro Semester. Die Lebenshaltungskosten (inkl. Wohnung) liegen ähnlich wie in Deutschland bei rund 850 € pro Monat.

Informationsquellen zum Medizinstudium in Österreich

Die folgenden Adressen kannst du für weitere Recherchen zum Medizinstudium in Österreich nutzen:

Medizinische Universität Graz
International Office
Neue Stiftingtalstraße 6
A – 8010 Graz
E-Mail: international.office@medunigraz.at
Tel.: +43/316/385 73675

Medizinische Universität Wien
Studienabteilung
Währinger Straße 25A
A – 1090 Wien
E-Mail: studienabteilung@meduniwien.ac.at
Tel.: +43/1/40160 210 00

Medizinische Universität Innsbruck
Abteilung Studierendenservices
Fritz-Pregl-Straße 3
A – 6020 Innsbruck
E-Mail: studierendenservices@i-med.ac.at
Tel.: +43/512/9003

JKU Linz
Medizinische Fakultät
Lehr- und Studienorganisation Aufnahmeverfahren
Altenberger Straße 69
A – 4040 Linz
E-Mail: aufnahmeverfahren@jku.at
Tel.: +43/732/2468 3102

Privatuniversitäten in Österreich

Paracelsus Medizinische Privatuniversität (PMU)

Eine Besonderheit der PMU ist, dass die PMU einen medizinischen Abschluss nach einem 5-jährigen Studium vergibt, damit weicht sie allerdings vom europaweit üblichen Standard eines 6-jährigen Studiums ab. Absolventinnen erwerben einen österreichischen Abschluss. Seit 2011 besteht die Verpflichtung, dass Studentinnen, möglichst im dritten Studienjahr, den ersten Teil der United States Medical Licensing Examination (USMLE Step 1) ablegen. Die Universität bietet seit 15 Jahren erfolgreich eine medizinische Hochschulausbildung an (vgl. Tabelle 67).

Tabelle 67: Basisinformationen zur PMU Salzburg

Studiengang	Humanmedizin
Studienort	Salzburg (Österreich)
Name der Hochschule	Medizinische Privatuniversität Paracelsus
Abschluss	Dr. med. univ.
Studiengebühren	20.600 € pro Jahr
Bewerbungsfrist	April
Auswahl	Individuelles Auswahlverfahren. Pro Jahr werden 50 Studentinnen aufgenommen.
Regelstudienzeit	5 Jahre
Weitere Infos	www.pmu.ac.at

Karl Landsteiner Privatuniversität für Gesundheitswissenschaften in Krems an der Donau

Die medizinische Ausbildung an der Karl Landsteiner Privatuniversität setzt sich aus zwei Studiengängen zusammen: Dem Bachelorstudium Health Sciences und dem Masterstudium Humanmedizin (vgl. Tabelle 68).

Tabelle 68:   Basisinformationen zur Karl Landsteiner Privatuniversität

Studiengang	Bachelorstudium Health Sciences
Studienort	Krems an der Donau (Österreich)
Name der Hochschule	Karl Landsteiner Privatuniversität für Gesundheitswissenschaften
Abschluss	Bachelor of Science (B. Sc.) Dr. med. Univ. (nach dem Masterstudium)
Sprache	Englisch (Bachelorstudium) Deutsch (Masterstudium)
Studiengebühren	16.000 € pro Jahr
Bewerbungsfrist	April
Auswahl	Individuelles Auswahlverfahren. Pro Jahr werden 50 Studentinnen aufgenommen.
Regelstudienzeit	3 Jahre für den Bachelor, 3 Jahre für den Master
Weitere Infos	https://www.kl.ac.at/de

Medizinische Fakultät der Sigmund Freud Privatuniversität Wien

Das Medizinstudium an der Sigmund Freud Privatuniversität setzt sich ebenfalls aus einem Bachelorstudium und einem Masterstudium zusammen (vgl. Tabelle 69). Außerdem gibt es sowohl die Möglichkeit, Humanmedizin als auch Zahnmedizin zu studieren.

Tabelle 69: Basisinformationen zur Sigmund Freud Privatuniversität

Studiengang	Humanmedizin und Zahnmedizin
Studienort	Wien (Österreich)
Name der Hochschule	Sigmund Freud Privatuniversität
Abschluss	Bachelor of Sciences in Medical Sciences Dr. med. Univ. oder Dr. med. dent. Univ. (nach dem Master)
Sprache	Deutsch und Englisch
Studiengebühren	26.500 € pro Jahr
Bewerbungsfrist	Juni
Auswahl	Individuelles Auswahlverfahren.
Regelstudienzeit	3 Jahre für den Bachelor, 3 Jahre für den Master
Weitere Infos	https://med.sfu.ac.at/de

Danube Private University in Krems

Das Medizinstudium an der Danube Private University (DPU) setzt sich in der Humanmedizin ebenfalls aus einem Bachelorstudium und einem Masterstudium zusammen (vgl. Tabelle 70). In der Zahnmedizin bietet die DPU ein Diplomstudium an.

Tabelle 70: Basisinformationen zur Danube Private University

Studiengang	Humanmedizin und Zahnmedizin
Studienort	Krems (Österreich)
Name der Hochschule	Danube Private University
Abschluss	Humanmedizin: Bachelor und Master Humanmedizin/Dr. med. Univ. Zahnmedizin: Diplomstudium/Dr. med. dent. Univ.
Sprache	Deutsch

Tabelle 70: Fortsetzung

Studiengebühren	28.000 € pro Jahr
Bewerbungsfrist	Keine
Auswahl	Individuelles Auswahlverfahren
Regelstudienzeit	Humanmedizin: 3 Jahre Bachelor/3 Jahre Master Zahnmedizin: 6 Jahre
Weitere Infos	https://www.dp-uni.ac.at/de

7.6   Schweiz

In der Schweiz werden Ausländerinnen generell nur unter ganz besonderen Voraussetzungen zum Medizinstudium zugelassen. De facto ist die Zulassung nur möglich, wenn die Bewerberin über einen sogenannten Inländerstatus verfügt, d.h.

- die Bewerberin oder deren Eltern sind im Besitz der schweizerischen Niederlassungsbewilligung (C-Ausweis) oder
- die Bewerberin oder deren Eltern haben ihren Wohnsitz in der Schweiz und sind seit mindestens 5 Jahren im Besitz einer schweizerischen Arbeitsbewilligung (Aufenthaltsbewilligung B oder C) oder
- die Bewerberin ist mit einem Schweizer verheiratet. Anstelle der schweizerischen Nationalität des Ehepartners kann dieser auch 5 Jahre in der Schweiz niedergelassen sein oder seit 5 Jahren in der Schweiz über eine Arbeitsbewilligung verfügen oder
- die Eltern der Bewerberin sind im Besitz des Diplomatenstatus bzw. in Bern akkreditiert oder
- die Bewerberin hat eine liechtensteinische Nationalität oder
- die Bewerberin ist eine anerkannte Geflüchtete in der Schweiz.

Fazit: Die Schweiz kann man sich als Studienstandort für die Medizin abschminken.

7.7   Großbritannien

In Großbritannien gibt es ca. 20 Bewerberinnen pro Studienplatz. Das sind in etwa viermal so viele wie bei uns. Ja, du ahnst es bereits, damit ist es keineswegs leichter, dort einen Studienplatz zu bekommen als in Deutschland. Die Bewerbung findet über den UCAS (Universities & Colleges Admissions Service) statt. Im Auswahlverfahren werden neben der Abiturnote auch noch berufspraktische Erfahrungen und außerschulische Tätigkeiten berücksichtigt.

Ich möchte an dieser Stelle nicht weiter auf das Zulassungsverfahren in Großbritannien eingehen. Wenn du es schaffen würdest, in Großbritannien einen Studienplatz zu bekommen, würdest du in Deutschland in jedem Fall auch einen Platz erhalten.

7.8   Frankreich

Die gute Nachricht zuerst: In Frankreich kannst du dich mit deiner allgemeinen Hochschulreife aus Deutschland und ausreichenden Sprachkenntnissen direkt für ein Studium einschreiben. Eine Zulassungsbegrenzung existiert nicht. Der Bewerbungszeitraum liegt meist zwischen Januar und März. Studentinnen der EU benötigen zwar offiziell keinen Sprachtest, die Universitäten selbst sind aber dazu berechtigt, die Französischkenntnisse zu prüfen oder eine entsprechende Bescheinigung zu fordern (vgl. folgender Abschnitt).

Der freie Zugang führt unter anderem zu überfüllten Hörsälen mit 800 Studentinnen auf 100 Plätzen. Nach dem ersten Studienjahr gibt es eine große Prüfung, die von maximal 20 % der Studentinnen bestanden wird. Ohne ausgezeichnete französische Sprachkenntnisse ist die Chance, diesen Test zu bestehen, leider sehr gering. Fällst du zweimal durch, kannst du nicht mehr weiterstudieren.

Sprachkenntnisse für das Studium in Frankreich

Die Anforderungen bezüglich der französischen Sprachkenntnisse werden von jeder Universität individuell festgelegt. Eine gute Note im Leistungskurs Französisch oder der Besitz eines Sprachdiploms (DALF oder DELF) sowie der Abschluss eines offiziellen Tests (TCF oder TEF) genügen meist als Nachweis. Auch der Besitz eines Baccalauréat Français, eines europäischen oder eines deutsch-französischen Abiturs wird anerkannt. Es ist zu empfehlen, sich vor der Bewerbung unbedingt bei der jeweiligen Universität genau zu erkundigen.

Manche Universitäten fordern keine weitere Qualifikation, andere verlangen einen Sprachtest, der im Sprachlabor der jeweiligen Universitäten abgelegt werden kann. Falls die Universität kein Sprachlabor hat, kann der Test in den französischen Instituten abgelegt werden.

Studienaufbau

Das Studium ist vom Aufbau mit dem deutschen Studium vergleichbar. Es ist in drei Abschnitte eingeteilt: PCEM, DCEM und Internat. Im 2-jährigen PCEM werden hauptsächlich Naturwissenschaften sowie eine Geistes- oder Sozialwissenschaft unterrichtet. Das PCEM ist in zwei Abschnitte unterteilt. Zum PCEM 2 gelangt man nur, wenn man zu den besten Absolventinnen der großen Selektionsklausur nach PCEM 1 gehört. Die Durchfallquote liegt bei ca. 80 %.

Der zweite Abschnitt dauert 4 Jahre und heißt DCEM. Das DCEM 1 dient der Einführung in die Arbeit im Krankenhaus. Im DCEM 2 bis 4 folgt der große praktische Teil. In dieser Zeit absolviert man viele Praktika. Das Verhältnis zwischen Theorie und Praxis ist in dieser Zeit ausgeglichen. Man erhält grundlegende Kenntnisse in den Bereichen Pathologie und Therapie. Nach 6 Jahren Regelstudienzeit absolviert man eine Abschlussprüfung und erhält das „Certificat de synthèse clinique et thérapeutique" (CSCT).

Der darauffolgende Abschnitt ist mit dem deutschen AiP (Arzt im Praktikum) vergleichbar und nennt sich „Internat". Man kann sich innerhalb von 3 Jahren zur Allgemeinmedizinerin oder in 4 Jahren zur Fachärztin ausbilden lassen. Angehende Chirurginnen müssen 5 Jahre einkalkulieren. Die Rangliste der CSCT-Absolventinnen entscheidet über die Reihenfolge in der Auswahl der Fachrichtungen. Die besten Absolventinnen haben also freie Wahl.

Bewerbung an den französischen Hochschulen

Das Studium der Medizin wird in Frankreich an über 40 Universitäten angeboten. Außer für die Region Paris und Parisienne, denn dort ist die Zentrale Vergabestelle SADEP zuständig, bewirbt man sich direkt bei der Universität. Dazu sollte man sich bei der Universität seiner Wahl erkundigen, welche Unterlagen und evtl. Leistungsnachweise speziell benötigt werden.

Paris und die Pariser Region bilden eine Ausnahme. Dort können sich nur jene Studentinnen bewerben, die in der Region Ile-de-France schon bei der Bewerbung ihren festen Wohnsitz oder eine Familie in Paris haben. Studentinnen, die weder Inhaberin eines Baccalauréats der Académie de Paris noch in Paris wohnhaft sind, haben keine Chance, einen Studienplatz für das PCEM 1-Jahr zu erwerben.

Studiengebühren und Lebenshaltungskosten in Frankreich

Die Studiengebühren an den öffentlichen Universitäten in Frankreich betragen zwischen 200 und 500 € pro Studienjahr, hinzu kommt die studentische Krankenversicherung, die jede Studentin für rund 200 € pro Jahr abschließen muss.

Die Lebenshaltungskosten in Frankreich betragen etwa 1.000 € im Monat und sind damit etwas höher als die Lebenshaltungskosten in Deutschland.

Informationsquellen zum Medizinstudium in Frankreich

Die folgenden Kontaktdaten kannst du für weitere Recherchen zum Medizinstudium in Frankreich nutzen:

Campus France
Institut français Berlin
Kurfürstendamm 211
10719 Berlin
Tel.: (030) 885 902 85/86
Fax: (030) 885 902 87
E-Mail: info.berlin@campusfrance.org
Web: https://www.allemagne.campusfrance.org
Studentische Internetplattform: www.remede.org

7.9   Niederlande

In den Niederlanden kannst du Medizin nur auf Holländisch studieren. Eine Ausnahme bildet die Universität Maastricht, die auch einen englischsprachigen Studiengang (International Track) anbietet. Wie überall sonst auch, gibt es natürlich deutlich weniger Studienplätze als Bewerberinnen. Insgesamt können sich jedes Studienjahr an den holländischen Unis 2.820 Studentinnen für das Medizinstudium immatrikulieren. Auf diese Plätze bewerben sich niederländische Bewerberinnen, deutsche Bewerberinnen, aber auch Bewerberinnen aus dem europäischen und außereuropäischen Ausland. Dementsprechend führen die holländischen Unis Auswahlverfahren durch. Folgende Voraussetzungen müssen erfüllt sein, damit man überhaupt daran teilnehmen darf:

- Nachweis über das bestandene Abitur bis zum 15. Januar eines Jahres. Das bedeutet, dass du nicht in deinem Abiturjahr mit dem Studium beginnen kannst, sondern frühestens im Folgejahr.
- Alle holländischen Unis setzen voraus, dass du über ausreichende Holländisch-Kenntnisse für ein Studium verfügst – nachzuweisen über das NT2-Sprachexamen.
- Außerdem müssen die Bewerberinnen im Abiturzeugnis nachweisen, dass sie Biologie, Physik, Chemie und Mathematik auf Oberstufenniveau belegt haben. Das können Bewerberinnen mit einem deutschen Abitur im Regelfall nicht. Allerdings können die fehlenden Nachweise über das sogenannte CCVX-Examen nachgeholt werden. Mehr dazu im Abschnitt CCVX-Examen.

Die Bewerbung für das Medizinstudium an den holländischen Universitäten erfolgt zunächst über Studielink (www.studielink.nl). Man kann sich über Studielink an maximal vier Hochschulen bewerben. Die Unis wählen aus der Gesamtzahl der qualifizierten Bewerberinnen (s.o.) dann nach eigenen Kriterien aus (vgl. Tabelle 71).

Wichtig zu wissen

Bist du einmal von einer niederländischen Hochschule nicht zugelassen worden, kannst du dich im Folgejahr nicht noch einmal bewerben, sondern musst eine andere Uni für deine Bewerbung wählen.

Tabelle 71:   Überblick über medizinische Studiengänge in den Niederlanden

Radboud Universität Nijmegen	Studienplätze	330
	Kriterien	Besondere schulische Leistungen, naturwissenschaftliche Kenntnisse (Eignungstest), besondere extra-curriculare Leistungen wie Freiwilligen-arbeit, persönliche Motivation (Motivationsschreiben und Eignungstest zur persönlichen Motivation)
	Infos	www.ru.nl
Erasmus Universität Rotterdam	Studienplätze	410
	Kriterien	Naturwissenschaftliche Kenntnisse (Eignungstest), besondere extra-curriculare Leistungen wie Freiwilligen-arbeit, persönliche Motivation (Motivationsschreiben und Eignungstest zur persönlichen Motivation)
	Infos	www.erasmusmc.nl
Universität Leiden	Studienplätze	315
	Kriterien	Naturwissenschaftliche Kenntnisse (Eignungstest), persönliche Motivation (Motivationsschreiben und Auswahlgespräche)
	Infos	www.universiteitleiden.nl
Universität Maastricht	Studienplätze	311
	Kriterien	Gute Englischkenntnisse erforderlich, kognitive und naturwissenschaftliche Kenntnisse (Eignungstest), persönliche Motivation (Motivationsschreiben)
	Infos	https://curriculum.maastrichtuniversity.nl/nl/onderwijs/bachelor/bachelor-geneeskunde
	Besonderes	Die Uni Maastricht bietet auch einen englischsprachigen Bachelorstudiengang Medizin an (International Track Medicine, ITM).

Tabelle 71: Fortsetzung

Universität Utrecht	Studienplätze	344
	Kriterien	Gute Englischkenntnisse erforderlich, Auswahltest (naturwissenschaftliche Kenntnisse und Kommunikationsfähigkeit), persönliche Motivation
	Infos	www.uu.nl
Universiteit van Amsterdam	Studienplätze	350
	Kriterien	Auswahltest (naturwissenschaftliche Kenntnisse), persönliche Motivation (Lebenslauf, Vortrag, Auswahlgespräche)
	Infos	https://www.uva.nl/programmas/bachelors/geneeskunde/geneeskunde.html
Vrije Universiteit Amsterdam	Studienplätze	350
	Kriterien	Auswahltest (naturwissenschaftliche Kenntnisse und kognitive Fähigkeiten), persönliche Motivation, naturwissenschaftliche Vorkenntnisse
	Infos	https://vu.nl/en/about-vu/faculties/faculty-of-medicine
Universität Groningen	Studienplätze	410
	Kriterien	Auswahltest (naturwissenschaftliche Kenntnisse und kognitive Fähigkeiten), persönliche Motivation, naturwissenschaftliche Vorkenntnisse
	Infos	https://www.rug.nl/umcg/education/geneeskunde
	Besonderes	Die Uni Groningen bietet auch einen englischsprachigen Bachelorstudiengang Medizin an.

CCVX-Examen

Die CCVX (Centrale Commissies Voortentamen) ist ein Kooperationsprojekt der niederländischen Universitäten. Das CCVX-Examen soll prüfen, ob in den Fächern Biologie, Chemie, Mathematik und Physik ausreichende Kenntnisse für das Medizinstudium (oder andere naturwissenschaftliche Fächer) vorhanden sind.

Die Tests finden dreimal im Jahr statt. Erfolgreiche Teilnehmerinnen erhalten ein Zertifikat in Niederländisch („testimonium"), das dann 3 Jahre gültig ist. Die Tests können nur in niederländischer Sprache absolviert werden, einsprachige Wörterbücher sind in der Prüfung erlaubt. Ausländische Bewerberinnen können eine Zeitzugabe von 30 Minuten zusätzlich zu den 3 Stunden Bearbeitungszeit beantragen. Dieser Antrag muss, ebenso wie die Bewerbung/Anmeldung zum Test selbst, mindestens 4 Wochen vor dem Testzeitpunkt erfolgen.

Die Tests sind vom Schwierigkeitsgrad her den regulären Abschlussexamen der niederländischen Gymnasien nachempfunden – entsprechen also ungefähr einer Abiturprüfung im jeweiligen Fach.

Die Testinhalte zu den einzelnen Fächern und die Testtermine findest du auf der Internetseite www.ccvx.nl. Die Teilnahmegebühr für ein Examen beträgt 98 €.

Die Vorbereitung zum CCVX-Examen kannst du natürlich zu Hause mithilfe von Oberstufenmaterial selbst durchführen. Ebenso kannst du VHS-Kurse und andere Abiturvorbereitungskurse in deiner Heimatstadt belegen. Das Rheinische Bildungszentrum in Köln bietet dazu auch 4-monatige kostenpflichtige Vorsemester Medizin sowie Intensivkurse in Physik, in Chemie und auch Niederländischkurse an (Infos unter https:// ifbm-koeln.de).

7.10   Belgien

In Belgien gibt es eine gute Auswahl an Universitäten, die Medizinstudiengänge anbieten. Im internationalen Ranking rangieren diese ähnlich hoch wie die deutschen Studiengänge. Und das, obwohl es keinen NC gibt! Aber Achtung, die meisten Hochschulen führen ein eigenes Auswahlverfahren durch, über das du dich auf jeden Fall eingehend informieren solltest. Aber auch, wenn du bereits angenommen bist, solltest du nicht denken, dass du den Abschluss praktisch schon in der Tasche hast. Durch den Verzicht auf den NC bleibt natürlich zumindest ein Schritt der „Vorauswahl" der Medizin-Anfängerinnen aus, aber dafür sind die Abschlussprüfungen am Ende des ersten Jahres, bei manchen Universitäten auch erst am Ende des zweiten Jahres, extra dafür konzipiert, die Spreu vom Weizen zu trennen: Wer sich nicht gut vorbereitet und viel Zeit zum Lernen aufwendet, fliegt hier raus.

Die Studiengebühren von 500 bis 800 € pro Jahr sind mit denen in Deutschland zu vergleichen. Belgien nutzt außerdem das Bachelor-Master-System auch für Medizinstudiengänge.

Voraussetzung für die Bewerbung

Das erfolgreich abgeschlossene Abitur genügt grundsätzlich als Qualifikation, um zum Medizinstudium in Belgien zugelassen zu werden. Dazu kommt aber die Notwendigkeit von Sprachkenntnissen, je nachdem, an welcher Uni du studieren willst. Am häufigsten wird Französisch benötigt, an manchen Unis auch Niederländisch.

Bewerbung in Belgien

In Belgien wird das Medizinstudium an folgenden Universitäten angeboten:
* Université de Namur (Französisch)
* Université catholique de Louvain (Französisch)
* Université de Liège (Französisch)
* Université de Mons (Französisch)
* Universiteit Gent (Niederländisch)
* Katholieke Universiteit Leuven (Niederländisch)
* University of Antwerp (Niederländisch)

7.11   Ungarn

Mittlerweile erfreuen sich die medizinischen Studiengänge in Ungarn einer großen Nachfrage. Somit ist auch klar, dass nicht wenige Bewerberinnen auch in Ungarn eine Absage erhalten. Insbesondere an der Semmelweis Universität in Budapest ist die Konkurrenz groß. Bei der Auswahl spielen die Abiturnote und die naturwissenschaftlichen Kenntnisse eine wichtige Rolle (vgl. Abbildung 16 und Tabelle 72).

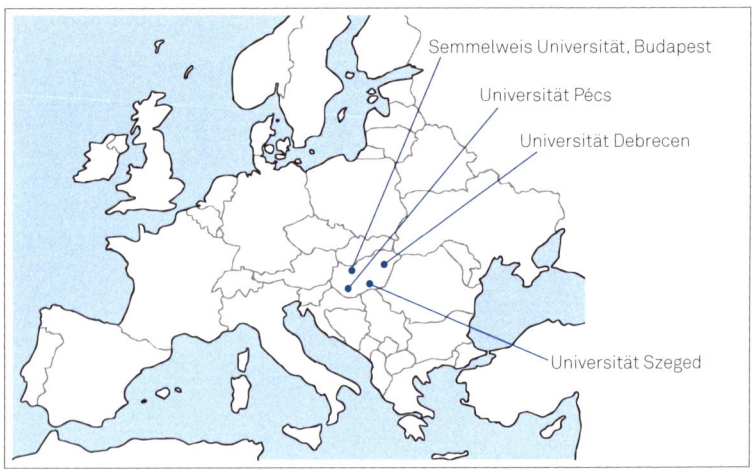

Abbildung 16:   Studienstandorte in Ungarn

Tabelle 72:   Überblick über Medizinstudiengänge in Ungarn

Name	Semmelweis Universität
Studiengang	Humanmedizin (deutschsprachig)
Ort	Budapest
Bevölkerung	1.700.000 (Studierende: 150.000)
Bewerbungsfrist	31. Mai des Jahres
Studienstart	September

Tabelle 72: Fortsetzung

Aufnahme-voraussetzungen	Abitur
Unterlagen	Anmeldeformular, Passbild, Abiturzeugnis, tabellarischer Lebenslauf, Motivationsschreiben, Gesundheitszeugnis, Kopie des Reisepasses, Nachweise über Latein, Mathe und Natur-wissenschaften, Nachweise über eventuell bereits absolvierte Krankenhaus-Praktika, Beleg über die Bezahlung der Bewerbungsgebühren
Aufnahmeverfahren	Auswahl anhand der vorliegenden Bewerbungs-unterlagen. Bevorzugt werden sehr gute Leistungen/erhöhtes Niveau in den naturwissenschaftlichen Fächern. Darüber hinaus sind naturwissenschaftliche Vorstudien und berufspraktische Erfahrungen hilfreich.
Studiengebühren	ca. 16.600 € pro Jahr
Link zum Studiengang	www.semmelweis.hu
Besonderheit	Für den klinischen Abschnitt besteht eine Kooperation mit den Asklepios-Kliniken in Hamburg.
Name	**Universität Pécs**
Studiengang	Humanmedizin (deutschsprachig)
Ort	Pécs
Bevölkerung	140.000 (Studierende: 27.000)
Bewerbungsfrist	30. Juni des Jahres
Studienstart	September
Aufnahme-voraussetzungen	Abitur; bevorzugt naturwissenschaftliche Fächer (Chemie, Biologie, Physik, Mathematik) als Leistungskurs
Unterlagen	Bewerbungsformular, Passfoto, Kopie des Reise-passes, Abiturzeugnis, Lebenslauf, Motivations-schreiben, evtl. Nachweis über Krankenpflege-praktika oder naturwissenschaftliches Studium, Nachweis über Bezahlung der Bewerbungsgebühr

Tabelle 72: Fortsetzung

Aufnahmeverfahren	Auswahl anhand der vorliegenden Bewerbungs-unterlagen. Bevorzugt werden sehr gute Leistungen und ein erhöhtes Niveau (Leistungskurs) in den naturwissenschaftlichen Fächern (Chemie, Biologie, Physik, Mathematik). Darüber hinaus sind natur-wissenschaftliche Vorstudien und berufspraktische Erfahrungen im medizinischen Sektor hilfreich.
Studiengebühren	ca. 15.000 € pro Jahr
Link zum Studiengang	https://bewerbung.medizin.pte.hu/de
Besonderheit	Die Universität Pécs kooperiert mit dem evangelischen Krankenhaus Bielefeld für Teile des klinischen Abschnittes. Es gibt auch einen englischsprachigen Medizinstudiengang.
Name	**Universität Szeged**
Studiengang	Humanmedizin (deutschsprachig)
Ort	Szeged
Bevölkerung	170.000 (Studierende: 30.000)
Bewerbungsfrist	31. Mai des Jahres
Studienstart	September
Aufnahme-voraussetzungen	Abitur; bevorzugt naturwissenschaftliche Fächer (Chemie, Biologie, Physik, Mathematik) als Leistungskurs
Unterlagen	Bewerbungsformular, Abiturzeugnis, Lebenslauf, Motivationsschreiben, 3 Passfotos, Geburtsurkunde, Gesundheitszeugnis, Empfehlungsschreiben, Nachweis über die Bezahlung der Bewerbungsgebühr
Aufnahmeverfahren	Auswahl anhand der vorliegenden Bewerbungs-unterlagen. Bevorzugt werden sehr gute Leistungen und ein erhöhtes Niveau (Leistungskurs) in den naturwissenschaftlichen Fächern (Chemie, Biologie, Physik, Mathematik). Darüber hinaus sind natur-wissenschaftliche Vorstudien und berufspraktische Erfahrungen im medizinischen Sektor hilfreich.

Tabelle 72: Fortsetzung

Studiengebühren	ca. 15.200 € pro Jahr
Link zum Studiengang	https://www.med.u-szeged.hu/deutsch
Besonderheit	Die Universität Szeged bietet nur für die ersten 2 Jahre (Vorklinik) ein deutschsprachiges Programm an. Es gibt auch einen englischsprachigen Medizinstudiengang.
Name	**Universität Debrecen**
Studiengang	Humanmedizin (englischsprachig)
Ort	Debrecen
Bevölkerung	200.000 (Studierende: 25.000)
Bewerbungsfrist	31. Mai des Jahres für den Studienstart im September und 30. November für den Studienstart im Januar
Studienstart	September
Aufnahme-voraussetzungen	Abitur; Bestehen der Aufnahmeprüfung
Unterlagen	Bewerbungsformular, Abiturzeugnis, Gesundheitszeugnis, finanzieller Nachweis der Bewerbungsgebühr, Lebenslauf, Kopie des Reisepasses, 1 Passfoto
Aufnahmeverfahren	Schriftliche Aufnahmeprüfung mit Schwerpunkten in Biologie, Chemie und Physik und mündliche Prüfung mit Schwerpunkten Biologie und Physik oder Chemie
Studiengebühren	ca. 15.500 € pro Jahr
Link zum Studiengang	http://edu.dote.hu/index.php?option=com_content&task=view&id=109&Itemid=67

7.12   Polen

In Polen kommen 11 Universitäten für ein Medizinstudium infrage (vgl. Abbildung 17 und Tabelle 73).

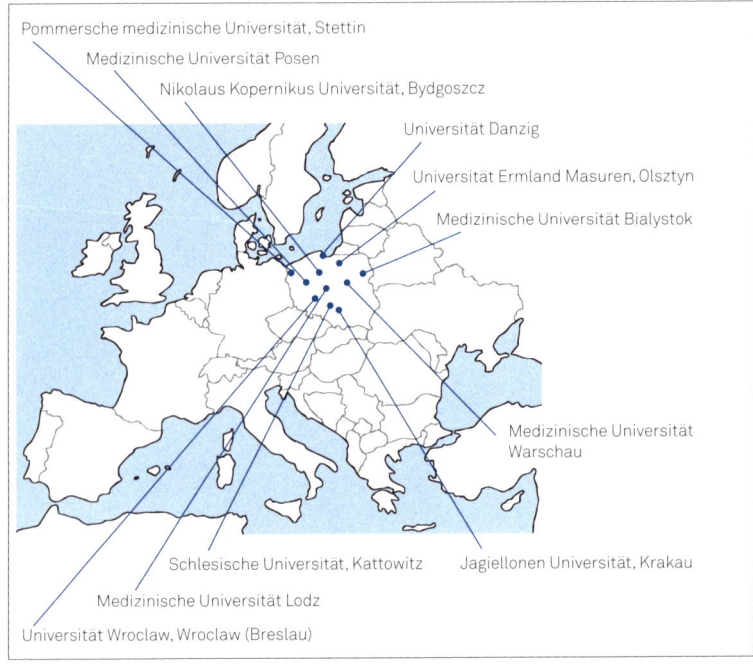

Pommersche medizinische Universität, Stettin

Medizinische Universität Posen

Nikolaus Kopernikus Universität, Bydgoszcz

Universität Danzig

Universität Ermland Masuren, Olsztyn

Medizinische Universität Bialystok

Medizinische Universität Warschau

Schlesische Universität, Kattowitz   Jagiellonen Universität, Krakau

Medizinische Universität Lodz

Universität Wroclaw, Wroclaw (Breslau)

Abbildung 17:   Medizinstudiengänge in Polen

Tabelle 73:   Überblick über Medizinstudiengänge in Polen

Name	Universität Wroclaw
Studiengang	Humanmedizin und Zahnmedizin (englischsprachig)
Ort	Wroclaw (Breslau)
Bevölkerung	630.000 (Studierende: 141.000)
Bewerbungsfristen	25. Juli des jeweiligen Jahres

Tabelle 73:   Fortsetzung

Aufnahme-voraussetzungen	Abitur, vorteilhaft sind Abiturprüfungen in Biologie, Chemie und Physik
Unterlagen	Bewerbungsformular, beglaubigtes und übersetztes Abiturzeugnis (Englisch oder Polnisch), Kopie des Ausweises, 4 Passfotos, Nachweis ausreichender Englischkenntnisse (z.B. TOEFL) und Gesundheits-zeugnis
Aufnahmeverfahren	Auswahl der Bewerberinnen nach Unterlagen
Studiengebühren	ca. 12.000 € pro Jahr
Link zum Studiengang	https://rekrutacja.umw.edu.pl/oferta-english-division
Name	**Nikolaus Kopernikus Universität**
Studiengang	Humanmedizin (englischsprachig)
Ort	Bydgoszcz
Bevölkerung	345.000 (Studierende: 14.000)
Bewerbungsfristen	Mai des jeweiligen Jahres
Aufnahme-voraussetzungen	Englischnachweis (z.B. TOEFL), Abitur, Chemie und Biologie oder Physik in der Oberstufe
Unterlagen	Bewerbungsformular, Abiturzeugnis, Englisch-nachweis (z.B. TOEFL), Gesundheitszeugnis, Kopie des Reisepasses, 4 Passfotos, Impfnachweise, weitere sonstige Formulare
Aufnahmeverfahren	Aufnahmetest und Interview
Studiengebühren	ca. 13.000 € pro Jahr
Link zum Studiengang	https://en.cm.umk.pl
Name	**Medizinische Universität Bialystok**
Studiengang	Humanmedizin (englischsprachig)
Ort	Bialystok
Bevölkerung	300.000 (Studierende: 50.000)
Bewerbungsfristen	Bitte im Frühjahr des jeweiligen Jahres informieren.

Tabelle 73: Fortsetzung

Aufnahme-voraussetzungen	Englischnachweis (z.B. TOEFL), Abitur, Chemie mind. 2 Jahre in Oberstufe und Physik, Biologie und Mathematik mind. 1 Jahr in Oberstufe
Unterlagen	Bewerbungsformular, amtlich beglaubigtes Abiturzeugnis, Englischnachweis (z.B. TOEFL), Gesundheitszeugnis, Kopie des Ausweises/ Reisepasses, 2 Passfotos, weitere sonstige Dokumente
Aufnahmeverfahren	Interview
Studiengebühren	ca. 13.500 € pro Jahr + 500 € Bewerbungsgebühr
Link zum Studiengang	www.umb.edu.pl/en/index.php
Name	**Universität Ermland Masuren**
Studiengang	Humanmedizin (englischsprachig)
Ort	Olsztyn
Bevölkerung	180.000 (Studierende: 30.000)
Bewerbungsfristen	Mai des jeweiligen Jahres
Aufnahme-voraussetzungen	Abitur, Englischnachweis (z.B. TOEFL)
Unterlagen	Bewerbungsformular, Abiturzeugnis, Englischnachweis (z.B. TOEFL), Gesundheitszeugnis, Kopie des Reisepasses, Passfotos, Nachweis über die Zahlung der Bewerbungsgebühr, weitere sonstige Formulare
Aufnahmeverfahren	Aufnahmetest
Studiengebühren	ca. 10.800 € pro Jahr
Link zum Studiengang	https://wl.uwm.edu.pl/en
Name	**Pommersche medizinische Universität**
Studiengang	Humanmedizin und Zahnmedizin (deutsch- und englischsprachig)
Ort	Stettin
Bevölkerung	400.000 (Studierende: 60.000)

Tabelle 73: Fortsetzung

Bewerbungsfristen	Juli des Jahres für den englischsprachigen Studiengang
Aufnahme-voraussetzungen	Abitur, mind. 2 Jahre Chemie und mind. 1 Jahr Biologie oder Physik
Unterlagen	Bewerbungsformular, beglaubigtes Abiturzeugnis (Deutsch und Englisch), Schulabschlussnachweis (Formular), Gesundheitszeugnis, Geburtsurkunde, Kopie des Reisepasses, 6 Passfotos, Nachweis über bestehende Krankenversicherung
Aufnahmeverfahren	Auswahl der Bewerberinnen nach Unterlagen
Studiengebühren	ca. 13.000 € pro Jahr
Link zum Studiengang	Humanmedizin: https://www.pum.edu.pl/studies_in_english/6_years_md_medicine Zahnmedizin: https://www.pum.edu.pl/studies_in_english
Name	**Medizinische Universität Warschau**
Studiengang	Humanmedizin (englischsprachig)
Ort	Warschau
Bevölkerung	1.750.000 (Studierende: 150.000)
Bewerbungsfristen	April des Jahres für den Aufnahmetest
Aufnahme-voraussetzungen	Abitur; die Kandidatinnen werden nach ihrem Abschneiden im Aufnahmetest bewertet
Unterlagen	Bewerbungsformular, Kopie des Reisepasses, Nachweis über die Bezahlung der Bewerbungsgebühren, Abiturzeugnis, 4 Passfotos, Gesundheitszeugnis
Aufnahmeverfahren	Online-Bewerbung zum Aufnahmetest (Themen: Biologie, Chemie, Physik) und anschließende Auswahl durch die Universität
Studiengebühren	ca. 15.000 € pro Jahr
Link zum Studiengang	https://ed.wum.edu.pl

Tabelle 73: Fortsetzung

Name	Medizinische Universität Lodz
Studiengang	Humanmedizin und Zahnmedizin (englischsprachig)
Ort	Lodz
Bevölkerung	670.000 (Studierende: 70.000)
Bewerbungsfristen	keine Angabe
Aufnahme-voraussetzungen	Abitur; überdurchschnittliche Leistungen in Chemie, Biologie und Physik oder Mathematik in der Oberstufe; Englischnachweis (z.B. TOEFL)
Unterlagen	Bewerbungsformular, Abiturzeugnis, Englisch-nachweis (z.B. TOEFL), Gesundheitszeugnis, Kopie des Reisepasses, 2 Passfotos, polizeiliches Führungszeugnis
Aufnahmeverfahren	Nach erfolgreicher Bewerbung folgt ein Video-Interview, bei dem Fachwissen, Motivation und psychologische Befähigung fürs Medizinstudium abgefragt werden.
Studiengebühren	Humanmedizin: ca. 12.800 € pro Jahr Zahnmedizin: ca. 14.600 € pro Jahr
Link zum Studiengang	Humanmedizin: https://studymed.umed.pl/admission Zahnmedizin: https://studymed.umed.pl/admission/5-year-dmd-dentistry
Name	Jagiellonen Universität
Studiengang	Humanmedizin (englischsprachig)
Ort	Krakau
Bevölkerung	780.000 (Studierende: 160.000)
Bewerbungsfristen	Anfang Mai des jeweiligen Jahres
Aufnahme-voraussetzungen	Englischnachweis (z.B. TOEFL), Abitur, Chemie und Biologie oder Physik in der Oberstufe
Unterlagen	Bewerbungsformular, Motivationsschreiben, Abiturzeugnis, Englischnachweis (z.B. TOEFL), Gesundheitszeugnis, Kopie des Reisepasses, 4 Passfotos, Impfnachweise, Visumsnachweis, Versicherungsnachweis, Kopie der Geburtsurkunde, weitere sonstige Formulare

Tabelle 73: Fortsetzung

Aufnahmeverfahren	Aufnahmetest
Studiengebühren	ca. 15.000 € pro Jahr
Link zum Studiengang	https://medschool.uj.edu.pl/prospective-students
Name	**Schlesische Universität**
Studiengang	Humanmedizin und Zahnmedizin (englischsprachig)
Ort	Kattowitz
Bevölkerung	280.000 (Studierende: 100.000)
Bewerbungsfristen	September des jeweiligen Jahres (Eingang der Unterlagen)
Aufnahme-voraussetzungen	Ablegen der Zulassungsprüfung
Unterlagen	Abiturzeugnis, Bewerbungsformular, Kopie des Reisepasses, 3 Passfotos, Kopie der Geburtsurkunde, Gesundheitszeugnis, Englischnachweis (z.B. TOEFL), Nachweis über Bezahlung der Bewerbungsgebühr
Aufnahmeverfahren	Zulassungsprüfung
Studiengebühren	Humanmedizin: ca. 11.000 € pro Jahr Zahnmedizin: ca. 13.000 € pro Jahr
Link zum Studiengang	Humanmedizin: http://smk.sum.edu.pl/index.php?option=com_content&view=article&id=31&Itemid=16 Zahnmedizin: http://smdz.sum.edu.pl/admission-main
Name	**Universität Danzig**
Studiengang	Humanmedizin (englischsprachig)
Ort	Danzig
Bevölkerung	470.000 (Studierende: 60.000)
Bewerbungsfristen	Juli des jeweiligen Jahres
Aufnahme-voraussetzungen	Englischnachweis (z.B. TOEFL), Abitur, Chemie und Biologie oder Physik in der Oberstufe

Tabelle 73:   Fortsetzung

Unterlagen	Bewerbungsformular, Abiturzeugnis, Polnisch-nachweis, Gesundheitszeugnis, Kopie des Reise-passes, 2 Passfotos, Impfnachweise, Visumsnachweis, Kopie der Geburtsurkunde, weitere sonstige Formulare
Aufnahmeverfahren	Aufnahmetest und Interview
Studiengebühren	ca. 12.000 € pro Jahr
Link zum Studiengang	www.gumed.edu.pl
Name	**Medizinische Universität Posen**
Studiengang	Humanmedizin und Zahnmedizin (englischsprachig)
Ort	Posen
Bevölkerung	550.000 (Studierende: 47.000)
Bewerbungsfristen	Juli des jeweiligen Jahres
Aufnahme-voraussetzungen	Englischnachweis (z. B. TOEFL), Abitur, Chemie und Biologie oder Physik in der Oberstufe
Unterlagen	Bewerbungsformular, 2 Empfehlungsschreiben der Schule, Abiturzeugnis, Englischnachweis (z. B. TOEFL), Nachweis über Freiwilligendienst, Lebenslauf, SAT-Test, Gesundheitszeugnis, Kopie des Reise-passes, 3 Passfotos, Impfnachweise, Visums-nachweis, weitere sonstige Formulare
Aufnahmeverfahren	Aufnahmegespräch
Studiengebühren	Humanmedizin: ca. 12.500 € pro Jahr Zahnmedizin: ca. 16.200 € pro Jahr
Link zum Studiengang	Humanmedizin: https://pums.ump.edu.pl/admissions/medicine-program.html Zahnmedizin: https://pums.ump.edu.pl/admissions/dentistry.html

7.13   Tschechien

Medizin kann in Tschechien an sieben Standorten studiert werden (vgl. Abbildung 18 und Tabelle 74).

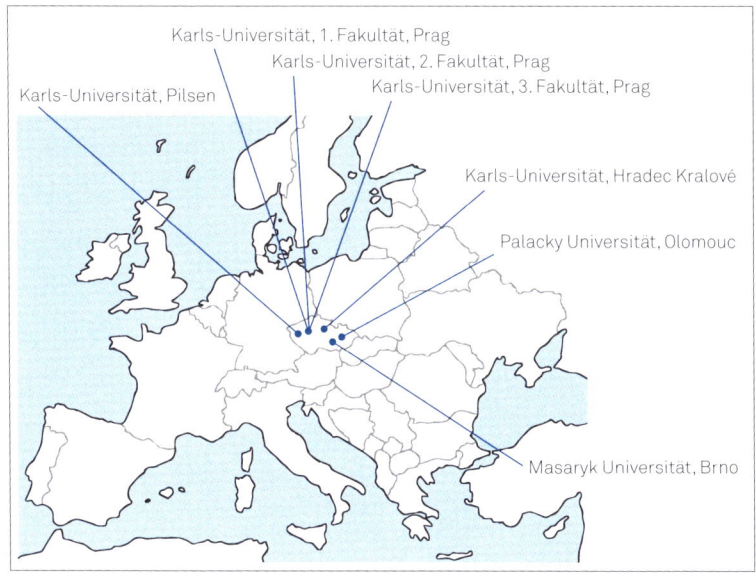

Abbildung 18:   Medizinstudiengänge in Tschechien

Tabelle 74:   Überblick über Medizinstudiengänge in Tschechien

Name	Karls-Universität, 1. Fakultät
Studiengang	Humanmedizin und Zahnmedizin (englischsprachig)
Ort	Prag
Bevölkerung	1.300.000 (Studierende: 120.000)
Bewerbungsfristen	April des jeweiligen Jahres
Studienstart	September
Aufnahme-voraussetzungen	Abitur und Aufnahmeprüfung

Tabelle 74:   Fortsetzung

Unterlagen	Bewerbungsformular
Aufnahmeverfahren	Zulassungsprüfung mit den Schwerpunkten Mathematik, Chemie, Biologie und Physik. Bei Bestehen folgt ein Interview.
Studiengebühren	ca. 21.000 € pro Jahr
Link zum Studiengang	www.lf1.cuni.cz/en
Name	**Karls-Universität, 2. Fakultät**
Studiengang	Humanmedizin (englischsprachig)
Ort	Prag
Bevölkerung	1.300.000 (Studierende: 120.000)
Bewerbungsfristen	April des jeweiligen Jahres
Studienstart	September
Aufnahme-voraussetzungen	Abitur und Aufnahmeprüfung
Unterlagen	Bewerbungsformular, Krankenversicherung, medizinisches Gutachten, Personalausweis/ Reisepass, beglaubigtes englisches Abiturzeugnis
Aufnahmeverfahren	Zulassungsprüfung mit den Schwerpunkten Mathematik, Chemie, Biologie und Physik. Bei Bestehen folgt ein Interview.
Studiengebühren	ca.18.800 € pro Jahr
Link zum Studiengang	https://www.lf2.cuni.cz/en/news/applicant
Name	**Karls-Universität, 3. Fakultät**
Studiengang	Humanmedizin (englischsprachig)
Ort	Prag
Bevölkerung	1.300.000 (Studierende: 120.000)
Bewerbungsfristen	April des jeweiligen Jahres
Studienstart	Oktober
Aufnahme-voraussetzungen	Abitur und Aufnahmeprüfung

Tabelle 74: Fortsetzung

Unterlagen	Bewerbungsformular, amtlich beglaubigtes und übersetztes Abiturzeugnis, 2 Passfotos, Kopie des Personalausweises/Reisepasses
Aufnahmeverfahren	Auswahltest (Chemie, Biologie und Physik oder Mathematik), Auswahlgespräch
Studiengebühren	ca. 19.000 € pro Jahr
Link zum Studiengang	www.lf3.cuni.cz/en/index.html
Name	**Karls-Universität, Hradec Kralové**
Studiengang	Humanmedizin und Zahnmedizin (englischsprachig)
Ort	Hradec Kralové
Bevölkerung	90.000 (Studierende: 8.500)
Bewerbungsfristen	meist im Mai
Aufnahme- voraussetzungen	Abitur, Aufnahmeprüfung und Auswahlgespräch
Unterlagen	Bewerbungsformular, vom Bildungsministerium beglaubigtes Abiturzeugnis, Gesundheitszeugnis
Aufnahmeverfahren	Multiple-Choice-Test (Chemie, Biologie, Physik oder Mathematik), Auswahlgespräch
Studiengebühren	Humanmedizin: ca. 16.500 € pro Jahr Zahnmedizin: ca. 17.000 € pro Jahr
Link zum Studiengang	www.lfhk.cuni.cz
Name	**Karls-Universität, Pilsen**
Studiengang	Humanmedizin und Zahnmedizin (englischsprachig)
Ort	Pilsen
Bevölkerung	180.000 (Studierende: 17.000)
Bewerbungsfristen	April des jeweiligen Jahres
Studienstart	September
Aufnahme- voraussetzungen	Abitur und Aufnahmeprüfung

Tabelle 74: Fortsetzung

Unterlagen	Bewerbungsformular, Abiturzeugnis
Aufnahmeverfahren	Zulassungsprüfung mit den Schwerpunkten Chemie, Biologie und Physik
Studiengebühren	ca. 15.500 € pro Jahr
Link zum Studiengang	https://lfp.cuni.cz/en
Name	**Masaryk Universität**
Studiengang	Humanmedizin und Zahnmedizin(englischsprachig)
Ort	Brno
Bevölkerung	395.000 (Studierende: 60.000)
Bewerbungsfristen	Juli des jeweiligen Jahres
Studienstart	September
Aufnahme-voraussetzungen	Abitur, Bestehen der Aufnahmeprüfung
Unterlagen	Bewerbungsformular, Englischnachweis (z. B. TOEFL)
Aufnahmeverfahren	Aufnahmeprüfung mit den Schwerpunkten Chemie und Biologie und Physik oder Mathe
Studiengebühren	ca. 16.000 € pro Jahr
Link zum Studiengang	https://www.med.muni.cz/en/applicants/general-medicine
Name	**Palacky Universität**
Studiengang	Humanmedizin und Zahnmedizin (englischsprachig)
Ort	Olomouc
Bevölkerung	100.000 (Studierende: 25.000)
Bewerbungsfristen	mind. 3 Wochen vor dem gewünschten Aufnahmeprüfungstermin
Studienstart	September
Aufnahme-voraussetzungen	Abitur, bestandene Aufnahmeprüfung, bestandenes Interview

Tabelle 74: Fortsetzung

Unterlagen	Bewerbungsformular, Abiturzeugnis, Lebenslauf, Motivationsschreiben, 2 Passfotos, Kopie des Reisepasses, Englischnachweis (z. B. TOEFL), Nachweis über die Bezahlung der Bewerbungsgebühr
Aufnahmeverfahren	Aufnahmeprüfung mit den Schwerpunkten Biologie, Chemie, Physik und Mathematik. Es folgt ein Interview zur Motivation und dem akademischen Hintergrund des Bewerbers.
Studiengebühren	ca. 15.500 € pro Jahr + 30 € Bewerbungsgebühr
Link zum Studiengang	https://www.lf.upol.cz/en

7.14   Kroatien

In Zagreb, Split und Rijeka gibt es die Möglichkeit, in Kroatien Medizin zu studieren (vgl. Abbildung 19 und Tabelle 75).

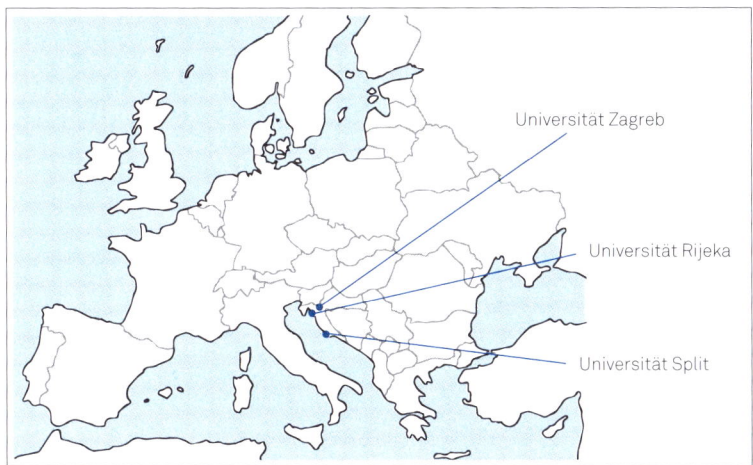

Abbildung 19: Medizinstudiengänge in Kroatien

Tabelle 75:   Überblick über Medizinstudiengänge in Kroatien

Name	Universität Zagreb
Studiengang	Humanmedizin (englischsprachig)
Ort	Zagreb
Bevölkerung	760.000 (Studierende: 60.000)
Bewerbungsfristen	Mitte Juni des jeweiligen Jahres
Studienstart	Oktober
Aufnahme-voraussetzungen	Abitur, Aufnahmeprüfung, Englischnachweis (z.B. TOEFL)
Unterlagen	Bewerbungsformular, Abiturzeugnis, Lebenslauf, 2 Passfotos, Nachweis über Zahlung der Bewerbungsgebühr, Gesundheitszeugnis, Impf-nachweis, Kopie des Reisepasses, Kopie der Geburtsurkunde, Englischnachweis (z.B. TOEFL)
Aufnahmeverfahren	Prüfung der Abiturnoten der Fächer Biologie, Chemie und Physik und Aufnahmeprüfung mit Schwerpunkten in Biologie, Chemie und Physik
Studiengebühren	ca. 12.000 € pro Jahr
Link zum Studiengang	https://mse.mef.unizg.hr
Name	Universität Split
Studiengang	Humanmedizin (englischsprachig)
Ort	Split
Bevölkerung	160.000 (Studierende: 25.000)
Bewerbungsfristen	Mitte Juni des jeweiligen Jahres
Studienstart	September
Aufnahme-voraussetzungen	Abitur
Unterlagen	Bewerbungsformular, Kopie des Reisepasses, Geburtsurkunde, 2 Passfotos, Abiturzeugnis, Englischnachweis (z.B. TOEFL), Lebenslauf, Motivationsschreiben, Empfehlungsschreiben, Nachweis über Bezahlung der Bewerbungsgebühren

Tabelle 75: Fortsetzung

Aufnahmeverfahren	Aufnahmeinterview
Studiengebühren	ca. 12.000 € pro Jahr
Besonderheit	Die Universität Split kooperiert mit der Regiomed Medical School aus Coburg (Bayern), d.h. 30 Studienplätze werden von der Regiomed Medical School belegt. Studierende im Kooperationsprogramm absolvieren den klinischen Studienteil in Bayern (siehe Seite 146).
Link zum Studiengang	https://mefst.unist.hr/en
Name	**Universität Rijeka**
Studiengang	Humanmedizin (englischsprachig)
Ort	Rijeka
Bevölkerung	107.000 (Studierende: 16.500)
Bewerbungsfristen	Ende April, Ende Juni, Anfang September
Studienstart	Oktober
Aufnahme-voraussetzungen	Abitur, Aufnahmeprüfung, Englischnachweis (z.B. TOEFL)
Unterlagen	Bewerbungsformular, Abiturzeugnis, Lebenslauf, 4 Passfotos, Nachweis über Zahlung der Bewerbungsgebühr, Gesundheitszeugnis, Kopie des Reisepasses, Kopie der Geburtsurkunde, finanzielle Nachweise der Bank, dass die Studiengebühren gezahlt werden können, Englischnachweis (z.B. TOEFL)
Aufnahmeverfahren	Aufnahmeprüfung mit Schwerpunkten in Biologie, Chemie und Physik
Studiengebühren	ca. 12.000 € pro Jahr
Link zum Studiengang	https://medical-studies-in-english.com

7.15 Lettland, Litauen und Estland

In den drei baltischen Staaten gibt es fünf Standorte, an denen ein Medizinstudium begonnen werden kann (vgl. Abbildung 20 und Tabelle 76).

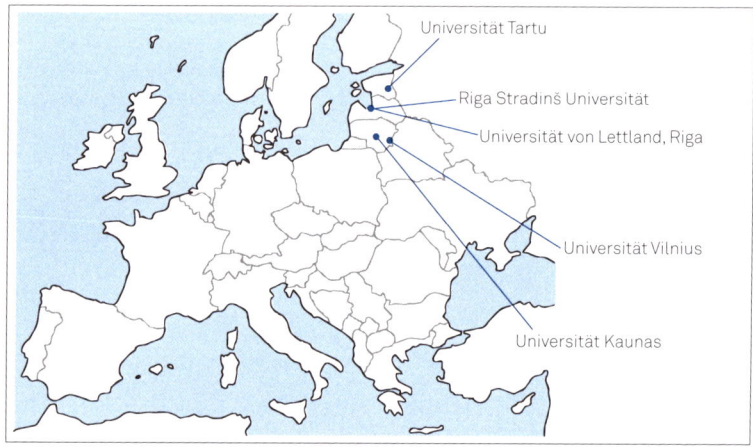

Abbildung 20: Medizinstudiengänge in Lettland, Litauen und Estland

Tabelle 76: Überblick über Medizinstudiengänge in Lettland, Litauen und Estland

Name	Riga Stradiņš Universität
Studiengang	Humanmedizin und Zahnmedizin (englischsprachig)
Ort	Riga (Lettland)
Bevölkerung	600.000 (Studierende: 55.000)
Bewerbungsfristen	Anfang Juli bzw. Ende November des Jahres (je nach Studienbeginn)
Studienstart	September und Februar
Aufnahme-voraussetzungen	Abitur

Tabelle 76: Fortsetzung

Unterlagen	Bewerbungsformular, Abiturzeugnis, 2 Empfehlungs-schreiben, Motivationsschreiben, Gesundheits-zeugnis, Kopie des Reisepasses, Englischnachweis (z.B. TOEFL), 8 Passfotos, Nachweis über die Bezahlung der Bewerbungsgebühren
Aufnahmeverfahren	Auswahl auf Basis der Unterlagen
Studiengebühren	Humanmedizin: ca. 13.500 € pro Jahr Zahnmedizin: ca. 15.500 € pro Jahr
Link zum Studiengang	Humanmedizin: https://www.rsu.lv/en Zahnmedizin: https://www.rsu.lv/en/study-programme/dentistry
Name	**Universität von Lettland**
Studiengang	Humanmedizin und Zahnmedizin (englischsprachig)
Ort	Riga (Lettland)
Bevölkerung	600.000 (Studierende: 55.000)
Bewerbungsfristen	15. Juli des Jahres
Studienstart	September
Aufnahme-voraussetzungen	Abitur, Englischnachweis (z.B. TOEFL), Noten in Biologie, Chemie und Physik
Unterlagen	Abiturzeugnis und Transkript der Noten (beglaubigt), Englischnachweis (z.B. TOEFL), Kopie des Reise-passes, Bewerbungsformular, 1 Passfoto, Nachweis über die Bezahlung der Bewerbungsgebühr, Gesundheitszeugnis
Aufnahmeverfahren	Auswahl auf Basis der Unterlagen
Studiengebühren	Humanmedizin: ca. 11.500 € pro Jahr Zahnmedizin: ca. 16.500 € pro Jahr
Link zum Studiengang	Humanmedizin: https://www.lu.lv/en/admission/study-programmes/professional-study-programmes/medicine Zahnmedizin: https://www.lu.lv/en/admission/study-programmes/professional-study-programmes/dentistry

Tabelle 76: Fortsetzung

Name	Universität Vilnius
Studiengang	Humanmedizin und Zahnmedizin (englischsprachig)
Ort	Vilnius (Litauen)
Bevölkerung	ca. 570.000 (Studierende: ca. 60.000)
Bewerbungsfristen	01. Mai/01. Juli des Jahres
Studienstart	September
Aufnahme-voraussetzungen	Abitur, Oberstufenkurse in Biologie und Chemie und Bestehen der Aufnahmeprüfung
Unterlagen	Bewerbungsformular, Abiturzeugnis, Englischnachweis (z.B. TOEFL), Motivationsschreiben, Empfehlungsschreiben, Kopie des Reisepasses, Nachweis über die Bezahlung der Bewerbungsgebühren
Aufnahmeverfahren	Aufnahmeprüfung mit den Schwerpunkten Biologie und Chemie
Studiengebühren	Humanmedizin: ca. 13.000 € pro Jahr Zahnmedizin: ca. 14.000 € pro Jahr
Link zum Studiengang	Humanmedizin: https://www.vu.lt/en/studies/bachelor-and-integrated-studies/medicine Zahnmedizin: https://www.vu.lt/en/studies/bachelor-and-integrated-studies/dentistry
Name	Universität Kaunas
Studiengang	Humanmedizin und Zahnmedizin (englischsprachig)
Ort	Kaunas (Litauen)
Bevölkerung	315.000 (Studierende: 30.000)
Bewerbungsfristen	Anfang Juli des Jahres
Studienstart	September
Aufnahme-voraussetzungen	Abitur, Oberstufenkurse in Biologie (Chemie), Bestehen der Aufnahmeprüfung und Interview

Tabelle 76: Fortsetzung

Unterlagen	Bewerbungsformular, Abiturzeugnis, Englischnachweis (z.B. TOEFL), Lebenslauf, Kopie des Reisepasses, Gesundheitszeugnis, 3 Passfotos, Nachweis über die Bezahlung der Bewerbungsgebühren
Aufnahmeverfahren	Aufnahmeprüfung mit den Schwerpunkten Biologie und Chemie sowie Interview mit Schwerpunkt Motivation
Studiengebühren	Humanmedizin: ca. 12.500 € pro Jahr + 400 € Bewerbungsgebühren Zahnmedizin: ca. 13.500 € pro Jahr
Link zum Studiengang	https://lsmu.lt/en
Name	**Universität Tartu**
Studiengang	Humanmedizin (englischsprachig)
Ort	Tartu (Estland)
Bevölkerung	98.500 (Studierende: 18.000)
Bewerbungsfristen	April des Jahres
Studienstart	September
Aufnahme-voraussetzungen	Abitur, TOEFL, SAT Biologie, BMAT
Unterlagen	Bewerbungsformular, Abiturzeugnis, Motivationsschreiben, Kopie des Reisepasses, 3 Passfotos
Aufnahmeverfahren	Interview
Studiengebühren	ca. 13.000 € pro Jahr + 100 € Bewerbungsgebühr
Link zum Studiengang	https://ut.ee/en/home

7.16   Rumänien

In Rumänien kommen sieben Standorte für ein Medizinstudium infrage (vgl. Abbildung 21 und Tabelle 77).

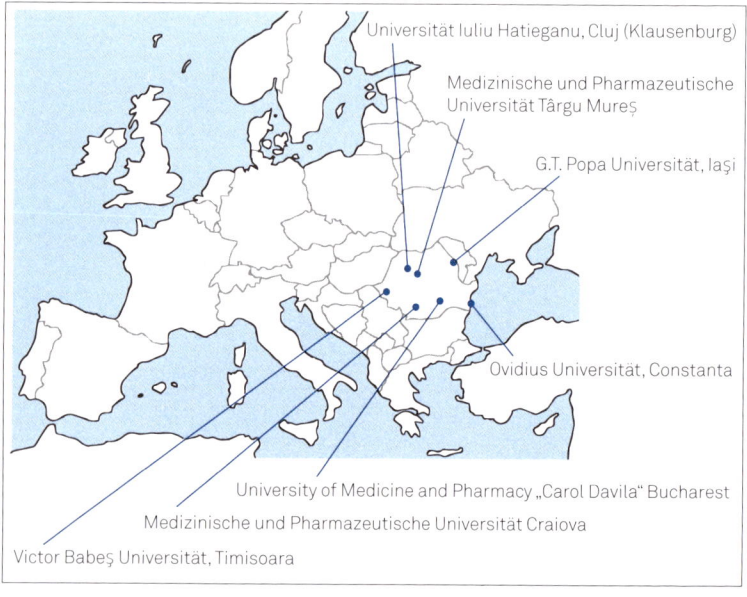

Abbildung 21:   Medizinstudiengänge in Rumänien

Tabelle 77:   Überblick über Medizinstudiengänge in Rumänien

Name	University of Medicine and Pharmacy „Carol Davila" Bucharest
Studiengang	Humanmedizin und Zahnmedizin (englischsprachig)
Ort	Bukarest
Bevölkerung	1.717.000 (Studierende: 180.000)
Bewerbungsfristen	Ende Juli des Jahres
Studienstart	Oktober

Tabelle 77: Fortsetzung

Aufnahme-voraussetzungen	Abitur, am besten mit den Schwerpunkten Biologie, Chemie, Physik und/oder Mathematik
Unterlagen	Bewerbungsformular, Abiturzeugnis, Kopie des Reisepasses, Kopie der Geburtsurkunde, Gesundheitszeugnis, Passfotos
Aufnahmeverfahren	Auswahltest
Studiengebühren	ca. 7.500 € pro Jahr
Link zum Studiengang	Humanmedizin: https://umfcd.ro/en/education/faculty-of-medicine Zahnmedizin: https://umfcd.ro/en/education/faculty-of-dentistry
Name	**Universität Iuliu Hatieganu**
Studiengang	Humanmedizin und Zahnmedizin (englischsprachig)
Ort	Cluj (Klausenburg)
Bevölkerung	290.000 (Studierende: 75.000)
Bewerbungsfristen	Ende Mai bis Mitte August des Jahres
Studienstart	Oktober
Aufnahme-voraussetzungen	Abitur und weitere Leistungen (z.B. Erfahrung im medizinischen Bereich)
Unterlagen	Bewerbungsformular, Zeugnisse und Nachweise (ins Rumänische übersetzt und beglaubigt), Lebenslauf, Motivationsschreiben, Nachweis über die Bezahlung der Bewerbungsgebühren, 6 Passfotos, Kopie des Reisepasses
Aufnahmeverfahren	Auswahl der Bewerberinnen nach Unterlagen
Studiengebühren	ca. 8.500 € pro Jahr
Link zum Studiengang	https://umfcluj.ro/en
Name	**Ovidius Universität**
Studiengang	Humanmedizin und Zahnmedizin (englischsprachig)
Ort	Constanta

Tabelle 77: Fortsetzung

Bevölkerung	285.000 (Studierende: 20.000)
Bewerbungsfristen	31. Juli des Jahres
Studienstart	Oktober
Aufnahmevoraussetzungen	Abitur, am besten mit den Schwerpunkten Biologie, Chemie, Physik und/oder Mathematik
Unterlagen	Bewerbungsformular, Abiturzeugnis, Kopie des Reisepasses, Kopie der Geburtsurkunde, Gesundheitszeugnis, Passfotos
Aufnahmeverfahren	Auswahl der Bewerberinnen nach Unterlagen
Studiengebühren	ca. 6.000 € pro Jahr
Link zum Studiengang	http://admission.univ-ovidius.ro
Name	**Victor Babeș Universität**
Studiengang	Humanmedizin und Zahnmedizin (englischsprachig)
Ort	Timisoara
Bevölkerung	310.000 (Studierende: 50.000)
Bewerbungsfristen	Anfang September des Jahres
Studienstart	Oktober
Aufnahmevoraussetzungen	Abitur, Bestehen der Aufnahmeprüfung
Unterlagen	Bewerbungsformular, Abiturzeugnis, Kopie der Geburtsurkunde, Kopie des Reisepasses, 6 Passfotos, Gesundheitszeugnis, Nachweis über die Bezahlung der Bewerbungsgebühr
Aufnahmeverfahren	Aufnahmeprüfung und Sprachtest
Studiengebühren	ca. 6.000 € pro Jahr
Link zum Studiengang	Humanmedizin: https://www.umft.ro/en/acasa-english Zahnmedizin: http://www.umft.eu/md_210

Tabelle 77:   Fortsetzung

Name	G.T. Popa Universität
Studiengang	Humanmedizin und Zahnmedizin (englischsprachig)
Ort	Iași
Bevölkerung	280.000 (Studierende: 25.000)
Bewerbungsfristen	15. August des Jahres
Studienstart	Oktober
Aufnahme-voraussetzungen	Abitur
Unterlagen	Bewerbungsformular, Abiturzeugnis, Kopie des Reisepasses, Nachweis über die Bezahlung der Bewerbungsgebühren, Gesundheitszeugnis
Aufnahmeverfahren	Auswahl der Bewerberinnen nach Unterlagen
Studiengebühren	ca. 8.000 € pro Jahr
Link zum Studiengang:	https://www.umfiasi.ro/en
Name	Medizinische und Pharmazeutische Universität Târgu Mureș
Studiengang	Humanmedizin (englischsprachig)
Ort	Târgu Mureș
Bevölkerung	130.000 (Studierende: 10.000)
Bewerbungsfristen	Ende Juli
Studienstart	Oktober
Aufnahme-voraussetzungen	Abitur, Englisch-Zertifikat
Unterlagen	Bewerbungsformulare, 2 beglaubigte Kopien (+2 Übersetzungen), Kopie der Geburtsurkunde (+1 beglaubigte Übersetzung), Gesundheitszeugnis, Impfpass, Krankenversicherungsnachweis, 2 Kopien des Reisepasses/Personalausweises, Nachweis über die Bezahlung der Bewerbungsgebühren, Lebenslauf

Tabelle 77:   Fortsetzung

Aufnahmeverfahren	Auswahlgespräch
Studiengebühren	ca. 8.000 € pro Jahr
Link zum Studiengang	Humanmedizin: https://umfst.ro/facultatea-de-medicina Zahnmedizin: https://umfst.ro/facultatea-de-medicina-dentara
Name	**Medizinische und Pharmazeutische Universität Craiova**
Studiengang	Humanmedizin und Zahnmedizin (englischsprachig)
Ort	Craiova
Bevölkerung	270.000 (Studierende: 75.000)
Bewerbungsfristen	Mitte Juli des Jahres
Studienstart	Oktober
Aufnahme-voraussetzungen	Abitur und weitere Leistungen (z.B. Erfahrung im medizinischen Bereich), Aufnahmetest
Unterlagen	Bewerbungsformular, Zeugnisse und Nachweise (ins Rumänische übersetzt und beglaubigt), Lebenslauf, Motivationsschreiben, Nachweis über die Bezahlung der Bewerbungsgebühren, 4 Passfotos, Kopie des Reisepasses, Gesundheitszeugnis, Nachweis Englischtest (z.B. TOEFL)
Aufnahmeverfahren	Aufnahmetest
Link zum Studiengang	www.umfcv.ro/en

7.17 Slowakei

Die Slowakei bietet derzeit vier Möglichkeiten an, Medizin zu studieren (vgl. Abbildung 22 und Tabelle 78).

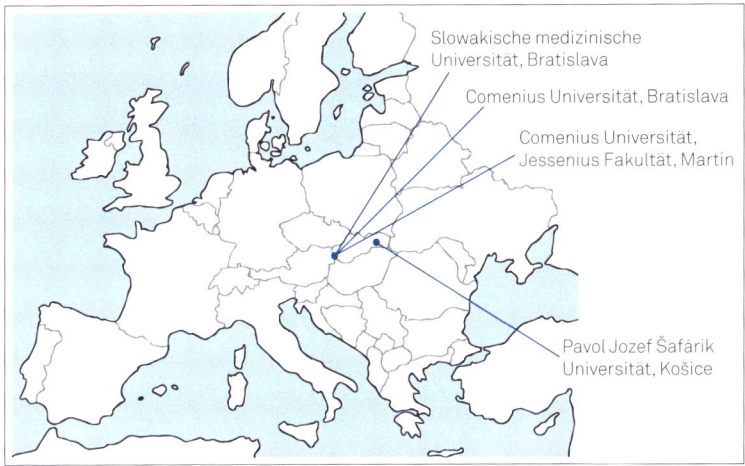

Abbildung 22: Medizinstudiengänge in der Slowakei

Tabelle 78: Überblick über Medizinstudiengänge in der Slowakei

Name	Comenius Universität
Studiengang	Humanmedizin und Zahnmedizin (englischsprachig)
Ort	Bratislava
Bevölkerung	1.120.000 (Studierende: 70.000)
Bewerbungsfristen	Mitte Mai des Jahres
Studienstart	September
Aufnahme-voraussetzungen	Abitur und Bestehen der Aufnahmeprüfung
Unterlagen	Bewerbungsformular, Abiturzeugnis, Geburtsurkunde, Gesundheitszeugnis, Kopie des Reisepasses, 3 Passfotos

Tabelle 78: Fortsetzung

Aufnahmeverfahren	Aufnahmeprüfung mit den Schwerpunkten Biologie und Chemie
Studiengebühren	Humanmedizin: ca. 10.500 € pro Jahr Zahnmedizin: ca. 12.500 € pro Jahr
Link zum Studiengang	https://www.fmed.uniba.sk/en
Name	**Slowakische medizinische Universität**
Studiengang	Humanmedizin (englischsprachig)
Ort	Bratislava
Bevölkerung	1.120.000 (Studierende: 70.000)
Bewerbungsfristen	Mitte März des Jahres
Studienstart	September
Aufnahme-voraussetzungen	Abitur und Bestehen der Aufnahmeprüfung
Unterlagen	Bewerbungsformular, Abiturzeugnis, Geburtsurkunde, Gesundheitszeugnis, Kopie des Reisepasses, 2 Passfotos
Aufnahmeverfahren	Aufnahmeprüfung mit den Schwerpunkten Biologie und Chemie
Studiengebühren	ca. 9.000 € pro Jahr
Link zum Studiengang	https://eszu.sk/faculty-of-medicine
Name	**Comenius Universität, Jessenius Fakultät**
Studiengang	Humanmedizin (englischsprachig)
Ort	Martin
Bevölkerung	56.000
Bewerbungsfristen	Mitte Mai
Studienstart	September

Tabelle 78: Fortsetzung

Aufnahme-voraussetzungen	Abitur und Bestehen der Aufnahmeprüfung
Unterlagen	Bewerbungsformular, Beglaubigtes Abiturzeugnis, vom Notar beglaubigte Geburtsurkunde, Gesundheitszeugnis, Kopie des Reisepasses/Ausweises, 4 Passfotos
Aufnahmeverfahren	Multiple-Choice-Tests mit den Schwerpunkten Biologie und Chemie
Studiengebühren	ca. 9.500 € pro Jahr
Link zum Studiengang	https://www.jfmed.uniba.sk/en
Name	**Pavol Jozef Šafárik Universität**
Studiengang	Humanmedizin (englischsprachig)
Ort	Košice
Bevölkerung	240.000 (Studierende: ca. 27.000)
Bewerbungsfristen	Mitte Mai
Studienstart	September
Aufnahme-voraussetzungen	Abitur und Bestehen der Aufnahmeprüfung
Unterlagen	Bewerbungsformular, Gesundheitszeugnis, Kopie des Reisepasses/Ausweises, Nachweis über Bezahlung der Bewerbungsgebühr, vom Notar beglaubigtes Abiturzeugnis, vom gerichtlichen slovakischen Übersetzer übersetztes und vom Notar beglaubigtes Abiturzeugnis, vom Notar beglaubigte übersetzte Geburtsurkunde, 1 Passfoto
Aufnahmeverfahren	Multiple-Choice-Tests mit den Schwerpunkten Biologie und Chemie
Studiengebühren	ca. 12.500 € pro Jahr
Link zum Studiengang	https://www.upjs.sk/lekarska-fakulta/en

7.18 Bulgarien

Medizin kann in Bulgarien an fünf Standorten studiert werden (vgl. Abbildung 23 und Tabelle 79).

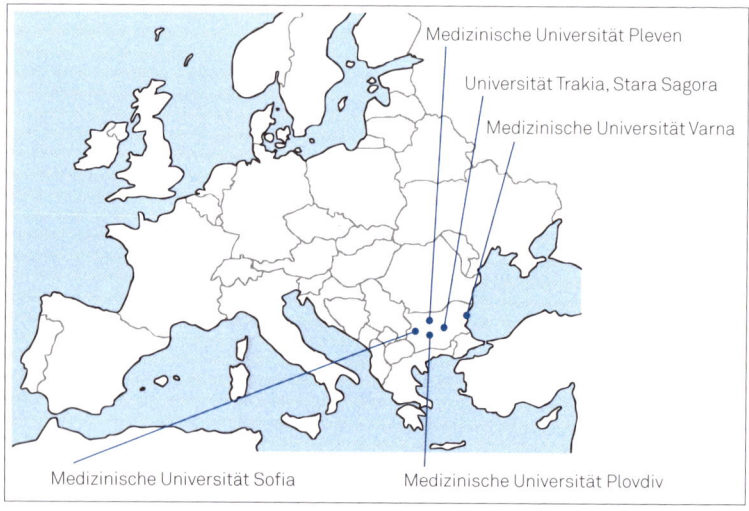

Abbildung 23: Medizinstudiengänge in Bulgarien

Tabelle 79: Überblick über Medizinstudiengänge in Bulgarien

Name	Medizinische Universität Varna
Studiengang	Humanmedizin und Zahnmedizin (englischsprachig)
Ort	Varna
Bevölkerung	335.000 (Studierende: 50.000)
Bewerbungsfristen	Mitte September des Jahres
Studienstart	Oktober
Aufnahme-voraussetzungen	Abitur mit Schwerpunkten in Biologie und Chemie, Aufnahmeprüfung

Tabelle 79: Fortsetzung

Unterlagen	Bewerbungsformular, Abiturzeugnis, Gesundheitszeugnis, finanzielle Nachweise, Kopie des Reisepasses, 5 Passfotos
Aufnahmeverfahren	Aufnahmeprüfung
Studiengebühren	ca. 8.000 € pro Jahr
Link zum Studiengang	Humanmedizin: https://www.mu-varna.bg/EN/Admission/Pages/overview-M.D.-.aspx Zahnmedizin: https://www.mu-varna.bg/EN/Admission/Pages/overview-dm.aspx
Name	**Medizinische Universität Pleven**
Studiengang	Humanmedizin (englischsprachig)
Ort	Pleven
Bevölkerung	120.000 (Studierende: 1.000)
Bewerbungsfristen	Oktober
Studienstart	Februar
Aufnahmevoraussetzungen	Abitur mit Noten in Chemie und Biologie
Unterlagen	Bewerbungsformular, Lebenslauf, Abiturzeugnis, Gesundheitszeugnis, Englischnachweis (z.B. TOEFL), 6 Passfotos, Kopie des Reisepasses
Aufnahmeverfahren	kein gesondertes Aufnahmeverfahren
Studiengebühren	ca. 8.500 € pro Jahr
Link zum Studiengang	https://mu-pleven.bg/index.php/en
Name	**Medizinische Universität Sofia**
Studiengang	Humanmedizin (englischsprachig)
Ort	Sofia
Bevölkerung	1.300.000 (Studierende: 25.000)
Bewerbungsfristen	Oktober
Aufnahmevoraussetzungen	Abitur mit Noten in Chemie und Biologie

Tabelle 79:   Fortsetzung

Unterlagen	Bewerbungsformular, Lebenslauf, Abiturzeugnis, Gesundheitszeugnis, 4 Passfotos, Kopie des Reisepasses, Erklärung über Authentizität aller Dokumente in Bulgarisch und Englisch (auch alle anderen Dokumente müssen übersetzt und von der bulgarischen Botschaft beglaubigt werden)
Aufnahmeverfahren	kein gesondertes Aufnahmeverfahren
Studiengebühren	ca. 9.000 € pro Jahr
Link zum Studiengang	https://mu-sofia.bg/en/admission/admissions-of-foreign-citizen
Name	**Medizinische Universität Plovdiv**
Studiengang	Humanmedizin (englischsprachig)
Ort	Plovdiv
Bevölkerung	367.000
Bewerbungsfristen	September
Aufnahmevoraussetzungen	Abitur mit Noten in Chemie, Physik und Biologie
Unterlagen	Bewerbungsformular, Abiturzeugnis, Gesundheitszeugnis, 2 Passfotos, Erklärung über Authentizität aller Dokumente in Bulgarisch und Englisch (auch alle anderen Dokumente müssen übersetzt und von der bulgarischen Botschaft beglaubigt werden)
Aufnahmeverfahren	Auswahl auf Basis der Unterlagen
Studiengebühren	ca. 9.000 € pro Jahr
Link zum Studiengang	https://mu-plovdiv.bg/en
Name	**Universität Trakia**
Studiengang	Humanmedizin (englischsprachig)
Ort	Stara Sagora
Bevölkerung	138.000
Bewerbungsfristen	September

Tabelle 79: Fortsetzung

Aufnahme-voraussetzungen	Abitur mit Noten in Chemie, Physik und Biologie
Unterlagen	Bewerbungsformular, Abiturzeugnis, Gesundheitszeugnis, 4 Passfotos, Erklärung über Authentizität aller Dokumente in Bulgarisch und Englisch (auch alle anderen Dokumente müssen übersetzt und von der bulgarischen Botschaft beglaubigt werden)
Aufnahmeverfahren	Auswahl auf Basis der Unterlagen
Studiengebühren	ca 7.000 € pro Jahr
Link zum Studiengang	http://uni-sz.bg/engl

7.19   Zypern

Auf Zypern gibt es die Möglichkeit, in Nikosia ein Medizinstudium aufzunehmen (vgl. Abbildung 24 und Tabelle 80).

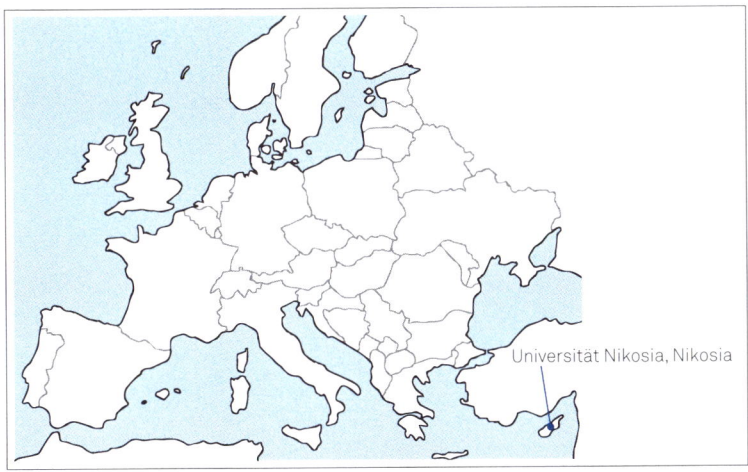

Universität Nikosia, Nikosia

Abbildung 24: Medizinstudium auf Zypern

Tabelle 80: Überblick über den auf Zypern angebotenen Medizinstudiengang

Name	Universität Nikosia
Studiengang	Humanmedizin (englischsprachig)
Ort	Nikosia
Bevölkerung	280.000 (Studierende: 14.000)
Bewerbungsfristen	Bitte im Frühjahr des jeweiligen Jahres informieren.
Studienstart	Oktober
Aufnahme-voraussetzungen	Abitur im Bereich bis 1,7 und ähnlichen Noten in Biologie und Chemie, Physik oder Mathematik, IELTS-Englischtest mit mind. 6,5
Unterlagen	Onlineformular, Abiturzeugnis, IELTS-Bescheinigung, Motivationsschreiben in Englisch
Aufnahmeverfahren	Aufnahmegespräch (persönlich oder per Video-Interview)
Studiengebühren	ca. 18.000 € pro Jahr
Link zum Studiengang	https://www.med.unic.ac.cy

8   Ab zum Medizinstudium

Für jede Abiturientin gibt es die Möglichkeit, ein Medizinstudium zu beginnen. Das konnte ich dir hoffentlich mit diesem Buch vermitteln. Jede, die den innigen Wunsch hegt, ihr Berufsleben als Medizinerin zu verbringen, die wird dies auch können. Aus Erfahrung weiß ich, dass viele Interessentinnen daran zweifeln, über die eher ungewohnten Wege, wie z. B. das Medizinstudium im Ausland, einen Studienplatz für Medizin zu erhalten. Aber glaube mir, diese Wege sind schon vielfach erfolgreich beschritten worden, und alle, die wirklich Ärztin werden wollten und die entsprechenden Fähigkeiten mitgebracht haben, haben es geschafft.

Es ist eine Frage des Willens und natürlich gehört bei bestimmten Entscheidungen auch ein gewisser Mut dazu. Aber denke daran, wie wichtig und weitreichend diese Entscheidung für dein Berufsleben ist, und gehe sie entschlossen an.

Ich wünsche dir viel Erfolg!

Patrick Ruthven-Murray

Anhang

Literatur

Meinelt, P. (2021). *320 Übungsaufgaben zum HAM-Nat* (2. Aufl.). Göttingen: Hogrefe. https://doi.org/10.1026/02987-000

Ruthven-Murray, P. & Meinelt, P. (2019). *Naturwissenschaftliche Auswahltests in der Medizin erfolgreich bestehen. Optimal vorbereitet auf den HAM-Nat und weitere europäische Auswahltests* (2. Aufl.). Göttingen: Hogrefe. https://doi.org/10.1026/02958-000

Hinweise zu den Online-Materialien

Sie können die in diesem Buch erwähnten Online-Materialien über unsere Internetseite abrufen und ausdrucken. Nutzen Sie dazu bitte den Link www.hgf.io/download und melden Sie sich nach den dort beschriebenen Schritten an. Wenn Sie nach der Registrierung den Code **B-ZW3ZKC** unter „Mein Konto → Zusatzmaterialien" im Eingabefeld einfügen, werden Sie automatisch in den Downloadbereich weitergeleitet und können die Online-Materialien zum Buch ausdrucken. Um die Materialien dauerhaft im direkten Zugriff zu haben, empfehlen wir Ihnen, sich die gesamten Materialien herunterzuladen und auf dem eigenen Rechner zu speichern.

Folgende Materialien stehen zum Download bereit:
- Linkliste mit einer Zusammenstellung von Internetseiten, die in regelmäßigen Abständen aktualisiert wird

Sachregister

Buchtipps

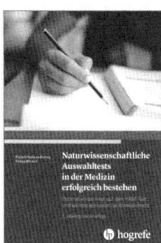

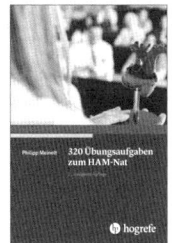

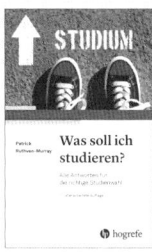

P. Ruthven-Murray / P. Meinelt

Naturwissenschaftliche Auswahltests in der Medizin erfolgreich bestehen

Optimal vorbereitet auf den HAM-Nat und weitere europäische Auswahltests

Das Buch bereitet zielgerichtet auf naturwissenschaftliche Auswahltests, insbesondere den HAM-Nat, in der Human- und Zahnmedizin vor.

2., überarb. Auflage 2019, 313 Seiten, € 49,95 (DE) / € 51,40 (AT) / CHF 65.00, ISBN 978-3-8017-2958-5*

P. Meinelt

320 Übungsaufgaben zum HAM-Nat

Die im Buch dargestellten 320 Übungsfragen – jeweils 100 Aufgaben zu den Themengebieten Chemie, Physik und Biologie sowie 20 Aufgaben zum Bereich Mathematik – und Lösungswege dienen der gezielten Vorbereitung auf den HAM-Nat.

2., korrig. Auflage 2021, 156 Seiten, € 24,95 (DE) / € 25,70 (AT) / CHF 34.50, ISBN 978-3-8017-2987-5*

P. Ruthven-Murray

Was soll ich studieren?

Alle Antworten für die richtige Studienwahl

Dieser Ratgeber versetzt Studieninteressierte in die Lage, eine fundierte, nachhaltige und bewusste Studienwahl zu treffen.

3., überarb. Auflage 2022, 176 Seiten, Kleinformat, € 19,95 (DE) / € 20,60 (AT) / CHF 27.90, ISBN 978-3-8017-3145-8*

* Dieser Titel ist auch als eBook erhältlich.

www.hogrefe.com

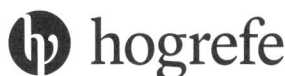

Buchtipps

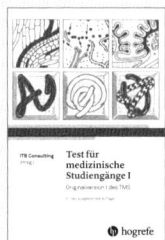 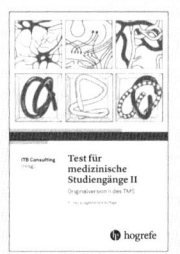 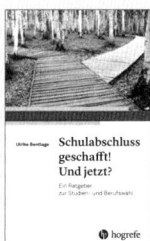

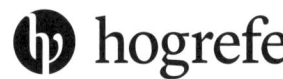

.